"妈妈爸爸在线"丛书　新手妈妈枕边书

哺乳宝典

吴晶晶　盛佳钰　廖明娟　主编

世界图书出版公司
上海·西安·北京·广州

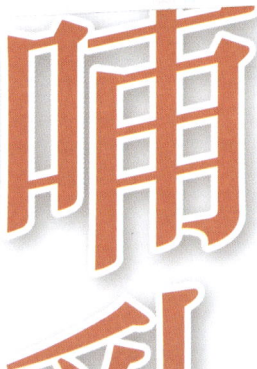

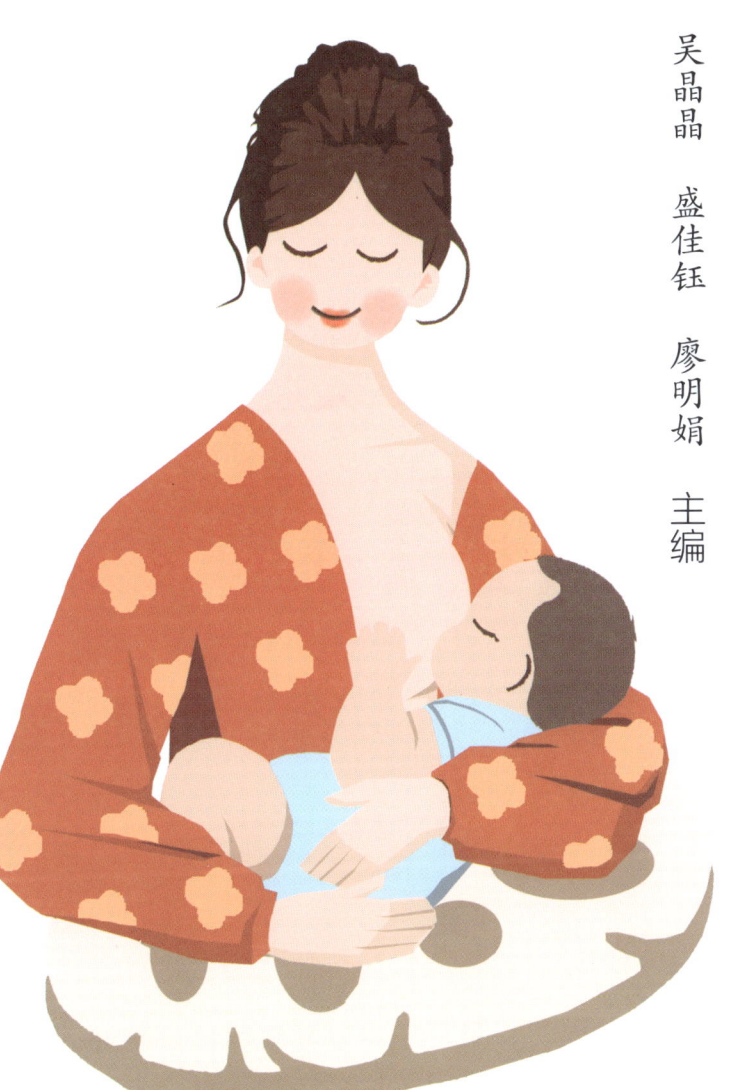

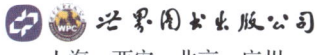

图书在版编目(CIP)数据

哺乳宝典 / 吴晶晶,盛佳钰,廖明娟主编. —上海：上海世界图书出版公司,2022.10 (2023.11重印)
（妈妈爸爸在线丛书）
ISBN 978-7-5192-9863-0

Ⅰ.①哺… Ⅱ.①吴… ②盛… ③廖… Ⅲ.①母乳喂养—基本知识 Ⅳ.①R174

中国版本图书馆CIP数据核字（2022）第155544号

书　　名	哺乳宝典 Buru Baodian
主　　编	吴晶晶　盛佳钰　廖明娟
责任编辑	沈蔚颖
插　　画	赵　欣
出版发行	上海世界图书出版公司
地　　址	上海市广中路88号9-10楼
邮　　编	200083
网　　址	http://www.wpcsh.com
经　　销	新华书店
印　　刷	江阴金马印刷有限公司
开　　本	787 mm × 1092 mm　1/16
印　　张	6.25
字　　数	100千字
版　　次	2022年10月第1版　2023年11月第2次印刷
书　　号	ISBN 978-7-5192-9863-0/R·633
定　　价	39.00元

版权所有　翻印必究
如发现印装质量问题，请与印刷厂联系
（质检科电话：0510-86626877）

编者名单

主 编

吴晶晶　　盛佳钰　　廖明娟

审 阅

陈红风

编 者（以姓氏笔画排名）

马丽娜　　王　冰　　仇闻群　　邓　樱
叶媚娜　　朱　滢　　朱晨芳　　仲芫沅
江　科　　李春阳　　沈梦菲　　林晓茹
金琳莹　　周　悦　　孟　畑　　倪灵敏
徐笑飞　　殷玉莲　　董兰蔚　　董梦婷
潘玲婷

前 言

哺乳是一件简单又复杂的事情，似乎只需要妈妈和宝宝相互依偎，就能满足双方生理与心理的需求；可是哺乳又好像十分复杂，在这个过程，妈妈宝宝又会面对这样或那样的问题：

再怎么补为何还是乳汁不足？

乳房结块，要敷芒硝、土豆片、发面团吗？

乳腺炎了，还能喂奶吗？

都说产后要补，浓浓的鸡汤，油花清晰可见，可是为什么喝汤后乳房却胀了？

感冒了，发热了，不能喂奶了吗？

哺乳期，什么药都不能吃吗？

奶水少，是因为胸太小吗？

残乳一定要排吗？

喂奶要定时，要做规矩吗？

乳头凹陷，不能哺乳吗？

断奶要快吗？

……

网络上流传的、亲朋好友传授的、民间的各种说法"真真假假"，到底听谁的？这是大多数哺乳妈妈的困扰。本书是上海市著名中医陈红风团队的心血之作，参编者大多数都是女医生，也曾是哺乳妈妈，对于门诊中哺乳妈妈们"奇奇怪怪"的问题司空见惯，对于妈妈的焦虑、慌乱情绪感同身受。本书编者们基于临床实践和生活中遇到的妈妈们在哺乳过程中的具体问题，一一给出解答，为大家提供可靠而实用的哺乳信息，传播科学的哺乳知识和经验，希望为哺乳妈妈提供理论和实际的指导和帮助，解决那些纷扰的困惑。本书适合准父母和新手爸妈，以及婴儿照护者阅读参考。由于我们水平有限，本书还可能存在这样那样的问题和遗漏，尚祈同行和广大读者指正，以便再版时修正和补充。同时，我们也欢迎大家关注我们的乳腺科普公共号（扫描下方二维码），以获取哺乳以及乳腺其他的相关知识和诊疗信息。

哺乳是妈妈和宝宝最亲密的连接，在这段奇妙的旅程中伴随着甜蜜、困惑、疲惫、焦虑、疼痛等各种心理和身体的变化，每个妈妈都将从这段旅程中获得不一样的体验，收获成长。最后，我们将一段英文献给所有的妈妈，因为每个妈妈都值得被尊重、被关爱。

There isn't a perfect mom, a perfect house, a perfect life,
There's just real,
And real is one mom after another after another after another
who wakes up in the morning and sees kids who call her mom,
And pulls herself up and tries.

She stumbles, but stands up,
She worries, but gives,
She loves,
She mothers.

——选自李一诺《力量从哪里来》

乳腺科普公众号

从来没有完美的妈妈、完美的家、完美的孩子和完美的生活。
有的只是真实。
真实就是一个又一个的妈妈,
早晨醒来,看到孩子叫妈妈,
爬起来,继续努力,做一个好妈妈。

她会摔倒,但是会再站起来;
她会担心,但是会不停给予。
她用心爱,
只因为,
她是妈妈。

编 者

2022 年 8 月

目 录

第1章 成为哺乳妈妈,你准备好了吗

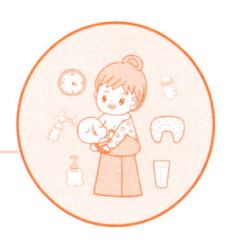

1、从内到外认识乳房……………………………………… 2
2、孕前一定要做的乳房检查 ……………………………… 2
3、怀孕后乳房在悄悄发生变化 …………………………… 3
4、孕期乳房保健方法之缓解乳房胀痛 …………………… 4
5、孕期乳房保健方法之减少妊娠纹 ……………………… 4
6、孕期乳房保健方法之保养乳头 ………………………… 5
7、选择一件合适的孕期内衣 ……………………………… 6
8、乳汁产生的秘密…………………………………………… 7
9、不同时期的乳汁和营养成分 …………………………… 9
10、母乳喂养对妈妈的好处 ………………………………… 9
11、母乳喂养对宝宝的好处 ………………………………… 10
12、哪些情况不宜母乳喂养 ………………………………… 10
13、孕妈妈做好心理调适 ……………………………………11
14、家人要成为母乳喂养的坚定支持者 …………………… 12
15、值得推荐的哺乳装备 …………………………………… 13

第 2 章　顺利哺乳，关键是产后前3天

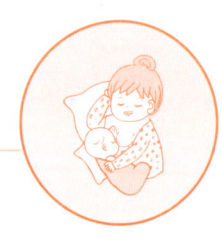

16、产床上即刻吸吮	16
17、珍贵的黄金初乳	16
18、认识前奶和后奶	17
19、宝宝是"开奶"的关键	17
20、母乳不足的原因	18
21、产后能立即喝下奶汤吗	20
22、循序渐进补充催乳食物	20
23、如何提高母乳质量	21
24、乳汁突然变少怎么办	21
25、胀奶与通奶的平衡关系	22
26、按时喂养还是按需喂养	22
27、按需哺乳的好处及注意事项	23
28、每次哺乳前都要清洗乳头吗	24
29、两侧乳房都要喂吗	25
30、轻轻松松挤母乳	26
31、亲喂后每次都需要排空乳房吗	27
32、如何判断妈妈是有效哺乳	28
33、哺乳姿势不容小觑	28
34、漏奶的处理方法	30
35、吸奶用具的清洗方法	30
36、乳汁的正确保存方法及时间	31
37、乳汁味道怪怪的还能喂吗	32
38、6个月前的宝宝是否需要额外喂水	33
39、宝宝哪些特殊情况需要喂水	33

40、坏情绪影响乳汁质量 …………………………………… 34
41、预防和处理乳头混淆 …………………………………… 35
42、宝宝拒绝乳房的原因及处理方法 ……………………… 35
43、发生生理性厌奶怎么办 ………………………………… 36
44、夜间喂奶注意事项 ……………………………………… 37
45、宝宝长牙了，该如何保护乳头 ………………………… 38

第3章 扫清哺乳路上的"拦路虎"

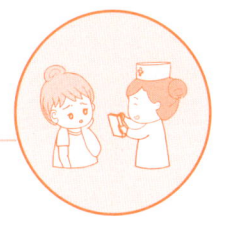

46、乳头凹陷、过大、过小 ………………………………… 42
47、有副乳腺的妈妈可以哺乳吗 …………………………… 43
48、孕前发现乳腺结节影响哺乳吗 ………………………… 43
49、乳腺癌保乳术后，可以哺乳吗 ………………………… 44
50、妈妈乳房小会影响泌乳吗 ……………………………… 44
51、隆乳术后，可以哺乳吗 ………………………………… 44
52、乙肝携带者，可以哺乳吗 ……………………………… 45
53、糖尿病患者，可以哺乳吗 ……………………………… 46
54、患有甲状腺疾病，可以哺乳吗 ………………………… 47
55、患有高血压，可以哺乳吗 ……………………………… 47
56、患有系统性红斑狼疮、干燥综合征可以哺乳吗 ……… 48
57、宝宝患有母乳性黄疸，需要停喂母乳吗 ……………… 48
58、宝宝舌系带短如何顺利母乳喂养 ……………………… 49
59、宝宝乳糖不耐受，还能喂母乳吗 ……………………… 50
60、宝宝肠绞痛和母乳喂养 ………………………………… 50
61、改善乳房肿胀的好方法 ………………………………… 51

62、乳头皲裂的预防及处理 ………………………………… 52
63、乳头白点的处理 ………………………………………… 53
64、哺乳期妈妈的睡姿 ……………………………………… 53
65、乳腺念珠菌病 …………………………………………… 53
66、哺乳期乳房疼痛 ………………………………………… 54
67、预防急性乳腺炎 ………………………………………… 54
68、急性乳腺炎，一定要停止哺乳吗 ……………………… 55
69、患急性乳腺炎期间的饮食注意事项 …………………… 56
70、哺乳期生病能否用药 …………………………………… 56
71、哺乳期用药，要避免这些误区 ………………………… 58

第4章 科学断奶，妈妈宝宝离乳不离爱

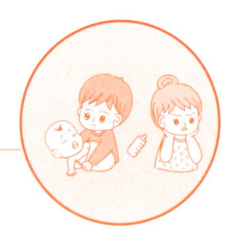

72、职场妈妈，如何应对背奶 ……………………………… 62
73、断奶的合适时间 ………………………………………… 63
74、断奶要循序渐进，不能快刀斩乱麻 …………………… 63
75、断奶，哺乳妈妈更需关爱 ……………………………… 65
76、炒麦芽回奶 ……………………………………………… 65
77、药物回奶 ………………………………………………… 66
78、断奶的误区 ……………………………………………… 67
79、排残奶是交"智商税"吗 ……………………………… 67
80、断奶后多久进行乳房检查 ……………………………… 68
81、预防和应对哺乳后乳房下垂 …………………………… 70

第5章 哺乳期，妈妈的各种纠结

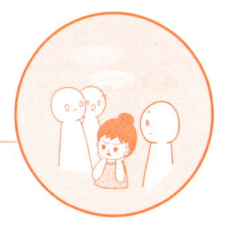

82、母乳不足会遗传吗 …………………………………… 72
83、能喝茶、喝咖啡或者饮酒吗 ………………………… 72
84、能吃辣吗 ……………………………………………… 72
85、需要吃钙片吗 ………………………………………… 73
86、需要补充卵磷脂吗 …………………………………… 74
87、可以染发、烫发吗 …………………………………… 74
88、可以涂指甲油吗 ……………………………………… 74
89、哺乳导致大小乳 ……………………………………… 75
90、妈妈感冒、发热了，还能给宝宝喂奶吗 …………… 75
91、哺乳期，妈妈可以用化妆品吗 ……………………… 76
92、运动后能立刻哺乳吗 ………………………………… 76
93、洗热水澡后能立即哺乳吗 …………………………… 77
94、可以注射人乳头瘤病毒（HPV）疫苗吗 …………… 77
95、可以注射新冠疫苗吗 ………………………………… 78
96、可以做B超、钼靶、磁共振成像、CT等影像学检查吗 …… 78
97、哺乳期，妈妈可以过安检吗 ………………………… 79
98、哺乳期来月经了，乳汁就没有营养了吗 …………… 80
99、哺乳期可以吃避孕药吗 ……………………………… 80
100、意外怀孕了，还能继续哺乳吗 ……………………… 81

附录 ………………………………………………………… 82

第1章

成为哺乳妈妈，你准备好了吗

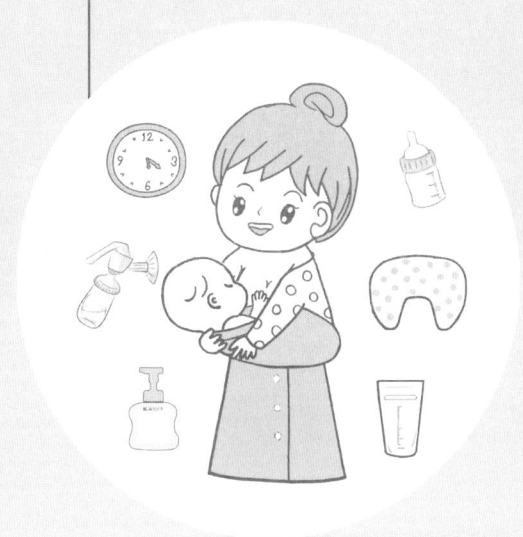

1. 从内到外认识乳房

刚出生的女宝乳腺发育尚不完善，但随着年龄的增长和性的成熟，雌激素分泌量逐渐增多，乳腺腺体也随之发育完备。女性进入青春期后，乳房就像种下的小树，开始开支散叶，乳导管分叶形成成熟的乳腺小叶。16～17岁时，乳头大而突出，乳房成熟，乳晕略陷，内部结构亦发育成熟，这时的乳房已经成长为一棵枝繁叶茂的"小树"。

成年女性的乳房呈半球形或轻度下垂的半锥形，富有弹性，内侧外缘位于胸骨旁，外侧外缘位于腋中线附近。乳房的中央是乳头和乳晕，乳晕皮肤较薄，表面有小突起，是皮脂腺开口，主要的作用是分泌皮脂，对乳头和乳晕起到保护作用。

乳房由皮肤、皮下组织及腺体构成。乳房就像一个"带有肉馅的包子"，而"肉馅"便是我们平时所说的腺体。腺体又分为15～20个乳腺小叶，每个乳腺小叶有10～100个腺泡，腺泡内又有分泌细胞，分泌细胞有加工、合成及分泌乳汁的功能。乳房内还有乳腺悬韧带支撑，如果韧带松弛，乳房就会下垂。乳腺小叶间还有很多脂肪组织，正是脂肪组织的填充才让乳房更致密、更有弹性。

2. 孕前一定要做的乳房检查

母乳喂养成功与否跟孕前的准备密切相关，如果新妈妈要想母乳喂养顺利，从准备怀孕时就要做好知识储备，做足功课。乳腺科医生一般推荐对于计划怀孕的女性，在备孕前3～6个月做一次乳房全面检查，如检查没有问题再备孕。推荐的乳腺检查主要是双侧乳房的B超检查，如果年纪达到钼靶筛查年龄，且乳腺癌患病风险较高的备孕女性也可考虑同时进行钼靶筛查。

孕前乳腺检查的目的主要是排除有无必须在孕前处理的乳房疾病。如果检查结果提示轻度乳腺增生，症状不明显就无需理会；如果乳腺增生严重，症状又比较明显可进行适当治疗，但应尽量采取物理疗法。

如果查出的是乳腺肿块，那一定要先判断良恶性，如考虑为恶性一定要立即处理，如考虑为良性肿瘤，那需要专科医生判断是否能携带怀孕。因为即使检查提示为良性的乳房肿块也有很大一部分需要孕前手术切除。很多备孕妈妈不理解为什么良性肿块也需要手术，手术做了不是会影响哺乳吗？这是因为辅助检查认为的良性肿块只能提示良性概率较大，而并非是病理确诊为良性，也就是仍有较小概率是恶性。更重要的是，如果患有乳腺疾病而仍然怀孕，受激素水平的影响，肿块也可能会长得更快，若待到孕期处理乳房肿块，则不管对孕妈妈还是胎儿，风险都更大。曾有一位患者，怀孕8个月时发现左侧乳房有一个质地较硬的肿块，追溯病史，其实孕前就有，但没有就医，怀孕后逐渐变大，该肿块后被确诊为乳腺癌，但由于在孕期，不得已只能提前剖宫产。不仅不能哺乳，还增加了恶性肿瘤的转移风险。因此，乳腺科医生建议孕前乳房全面检查十分必要，乳腺没有问题后才能安心备孕。

3. 怀孕后乳房在悄悄发生变化

自受孕初始，一直到婴儿降生，母体会持续分泌各种激素来促使胎盘形成。而乳房中的乳腺管、乳腺泡等乳腺组织，也在各种激素刺激作用下迅速"再发育"：大部分孕妈在怀孕2个月左右，会发现自己乳房变得丰满，乳头敏感，乳头会有色素沉着，颜色会有些发黑，乳晕上会出现不少小颗粒凸起；到了怀孕4～5月时，部分妈妈的乳房会变大很多，乳房血管亦会增粗、增大；孕晚期，乳腺发育达到顶峰。不少孕妈妈都觉得自己的乳房变"丑"了，其实这都是为了迎接小宝贝们做的准备工作呢！当然，也有一部分的孕妈妈乳房在整个怀孕过程中没有特别大的变化，别担心，这也是正常的（图1）。

孕早期　　　孕中期　　　孕晚期　　　哺乳期

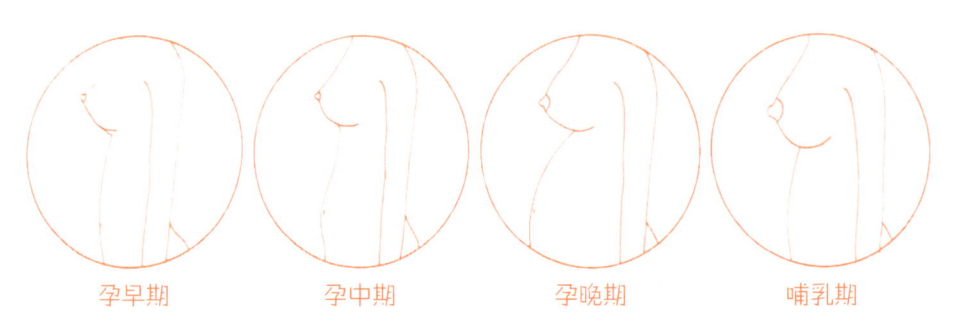

图1　怀孕后乳房的变化

4. 孕期乳房保健方法之缓解乳房胀痛

怀孕开始后不久，孕妈妈会发现自己的乳房变得比以前更敏感和胀痛，这是由体内激素水平升高所引起的。这种胀痛感与女性经期前胀痛感相似，但更强烈。一般怀孕导致的乳房胀痛会在怀孕3个月之后减轻，因为此时，身体已经适应了因体内激素改变所带来的变化。当然，严重的也有可能贯穿于整个孕期，甚至影响工作和生活。

孕期乳房胀痛的孕妈妈，首先要给自己选择大小、松紧合适的内衣。合适的内衣应具备可以随意松紧的特点，随着胸围的增大，乳罩的大小需要作相应调整。合适的内衣还需要对乳房具有一定的支撑力，乳罩支持乳头所在的正确位置应该是乳头连线在肘与肩之间的水平位，防止乳房的重量将乳罩往背部方向过度牵拉。此外，对于乳房胀痛特别厉害的孕妈妈，还可以通过按摩的方式来缓解。按摩前可以先用热毛巾对乳房进行简单热敷，一只手指端并拢托住乳房，另一只手从乳房根部向乳头方向按摩，双手交替反复进行，同时轻轻拍打、抖动，直至肿胀的乳房变软无硬结。

5. 孕期乳房保健方法之减少妊娠纹

妊娠期受到各种飙升的激素影响，孕妈妈在怀孕5～6月时，大腿上部、腹部和乳房容易出现妊娠纹。这是因为，随着宝宝的成长，孕妈妈在上述这些部位容易出现脂肪堆积，因此这些部位也是妊娠纹最喜欢出现的部位（图2）。

妊娠纹的严重程度主要与个人体质、遗传基因、孕期体重增加的程度有关，但仍然可以通过一些努力进行改善：① 孕妈妈在保证营养的基础上，注意控制体重，减少皮下脂肪的堆积；② 每次洗完澡后，在容易产生妊娠纹的地方涂妊娠霜，这样可以有效预防妊娠纹的产生（图3）；③ 合理佩戴舒适的内衣，给增大的乳房足够的支撑，也可以有效预防乳房部位妊娠纹的产生。

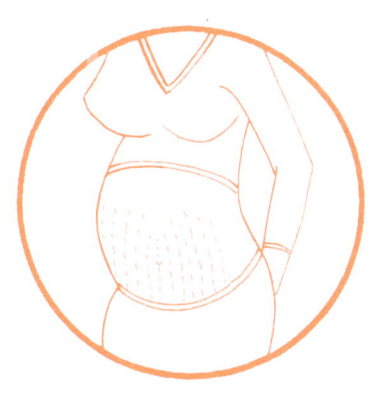

图2　妊娠纹

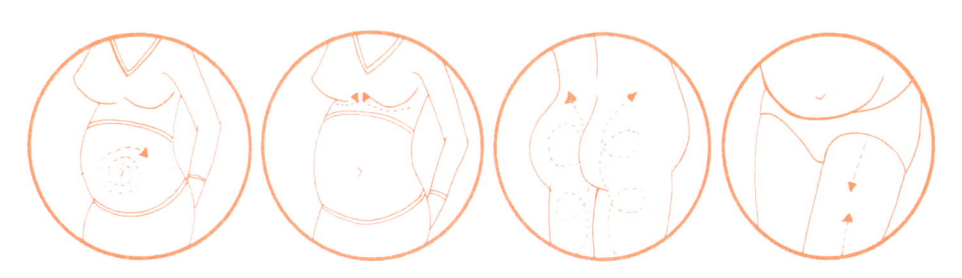

图3　科学涂抹妊娠霜，预防妊娠纹

6. 孕期乳房保健方法之保养乳头

用清水擦洗乳头，保持乳头清洁。孕期乳头护理对产后乳汁分泌和哺乳有着非常重要的作用。孕期要经常用温水清洗乳头，清除上面的积垢和痂皮，因为乳头会分泌一些油脂，脱落一些细胞以及分泌物，还会吸附衣服上的小纤维，这些都会堵塞乳腺导管开口。用温水清洗，可使乳头更干净，产后哺乳更顺畅。如果分泌物很多，不及时清洗，可能会结痂，孕妈妈不要过多地用指甲抠乳头，会导致损伤或感染。可以用温水清洗，或者用热橄榄油敷，等痂软化以后，用消毒纱布擦拭去除。

小贴士

对于一些特别爱干净的孕妈妈，尤其要注意的是，孕期不要用香皂或者酒精擦洗乳头。过度清洗乳头，会破坏乳头表面的天然保护层，易使乳头干裂，或出现感染等。

7. 选择一件合适的孕期内衣

大概在怀孕3～5月时，孕妈妈的胸部会较孕前增大1个尺码，到了怀孕7～9月时，罩杯会再升级1个尺码。孕妈妈要经常观察自己乳房的变化，适时调整胸罩。如果胸罩尺寸太小，往往会出现明显的勒痕，容易阻碍胸部的血液循环，压迫乳腺、乳头，不当的外力刺激甚至可能诱发炎症；若是胸罩过大，又无法承托乳房，容易造成乳房下垂、变形。

由于怀孕以后，乳房的增大不是向前隆起，而是下半部分向两侧变大，所以普通的胸罩不适合这样的变化，而能够对应这种变化的是专门为孕妇设计的胸罩，孕妈妈最好能够到孕婴用品店购买孕妇专用胸罩，并请专业销售人员测量胸围。当然，也可以考虑购买哺乳期胸罩。这种胸罩和孕期胸罩一样能为胸部提供足够的承托力，而且是前开扣设计，方便穿脱，产后哺乳期还可以继续使用。胸罩材质选择一般建议选柔软的棉质材料，不仅触感舒适，而且吸汗、透气。肩带应尽量宽一点，以免勒入皮肤，造成不适。另外，肩带位置位于肩胛骨附近是最合适的，你可以举起手臂或耸耸肩，试试它是否容易滑落下来或有什么不适。孕期穿戴的胸罩最好是软钢托，甚至是无钢托，太硬的话会影响局部血液循环。

8. 乳汁产生的秘密

母乳的分泌是一个非常奇妙的过程，也是一个非常精密的工程，它会敏锐地捕捉到宝宝的即时需求，并随着宝宝的需求灵活调控。乳汁的产生并顺利排出，需要满足以下条件：

（1）发育完善的身体结构

人体就像一个智能工厂，乳房是分泌乳汁的厂房，构成乳房的腺体、导管、脂肪组织和肌肉等支持性组织是厂房里的机器（图4）。腺叶、乳腺泡、泌乳细胞、肌细胞等是机器中大大小小的零件。催乳素、催产素是催化剂，脑垂体是连接机器的主机，还有两个至关重要的智能程序，即催乳素反射和喷乳反射。而开启主机、操控智能程序的则是宝宝。

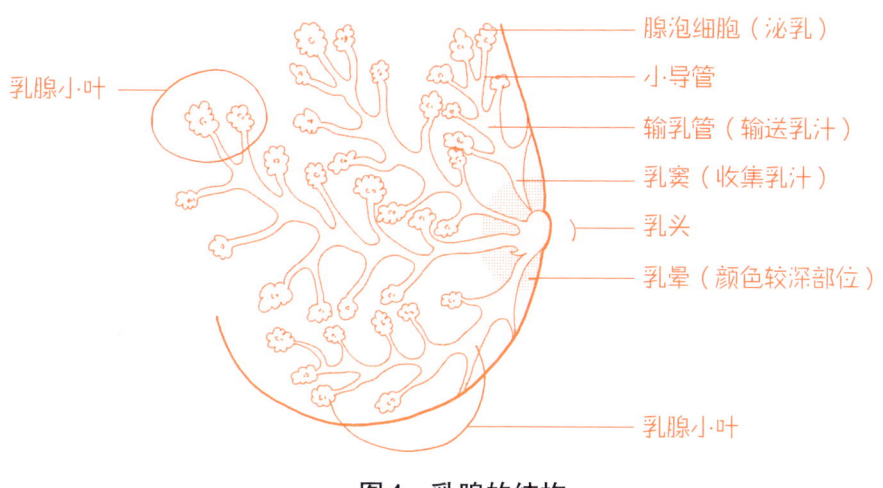

图4 乳腺的结构

标注：乳腺小叶、腺泡细胞（泌乳）、小导管、输乳管（输送乳汁）、乳窦（收集乳汁）、乳头、乳晕（颜色较深部位）、乳腺小叶

（2）激素的调控

孕期乳腺并不具备泌乳功能，因为泌乳功能需要催乳素的刺激，孕期大量的雌激素及孕酮不仅直接抑制垂体分泌催乳素，还能抑制催乳素

受体的分泌。当分娩以后，雌激素及孕酮在血中浓度骤降，消除了上述对催乳素的抑制，所以一般产后 1~3 天就可分泌丰富的乳汁。

（3）神经反射的调节

乳头分布着丰富的神经，宝宝吮吸时，神经冲动传入下丘脑，会促使下丘脑分泌催产素，经血液循环到达乳腺，刺激乳腺导管平滑肌收缩促进排乳；另一方面，宝宝的吮吸刺激妈妈乳头周围神经，此间引发的神经冲动，还能作用于垂体，刺激释放催乳素，催乳素入血到达乳腺后，可促使腺泡合成、分泌乳汁（图5）。

小贴士

需要注意的是，催乳素是促进乳汁分泌与合成，催产素促进乳汁排出。促进催产素分泌的神经反射很容易建立，如宝宝的哭声就可能引起泌乳反射，但也很容易被抑制，如焦急、恐惧、悲伤情绪等，所以哺乳过程中要保持轻松愉悦的心情。

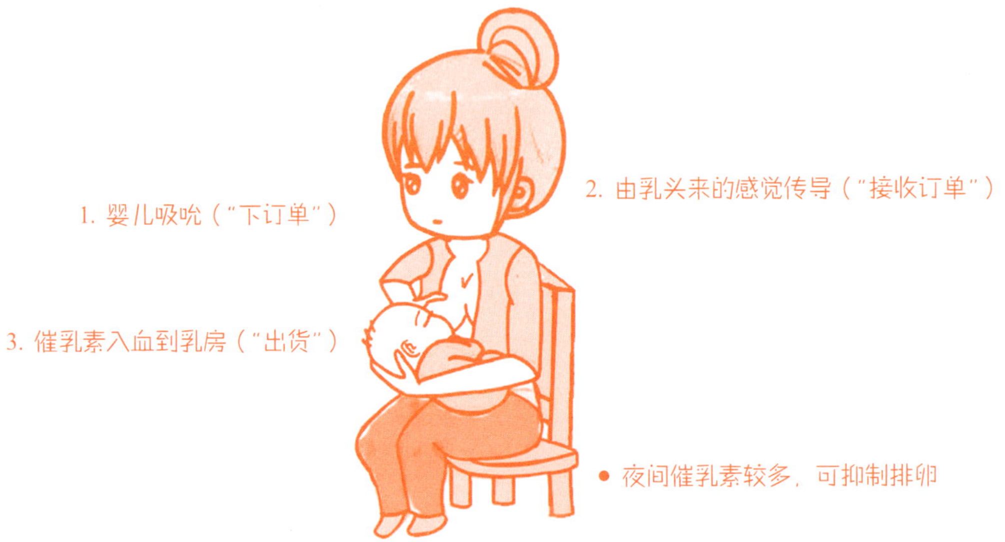

1. 婴儿吸吮（"下订单"）
2. 由乳头来的感觉传导（"接收订单"）
3. 催乳素入血到乳房（"出货"）
• 夜间催乳素较多，可抑制排卵

图5 乳汁的产生过程

（4）妈妈的营养状况

乳汁能够养大宝宝，是因为其能够提供宝宝生长发育所需要的能量及各种营养要素。根据能量守恒原则，乳汁的能量及营养元素来源于母乳的提供者，所以母亲的营养状况会影响到乳汁的产生。若妈妈长期处于饥饿、营养不良的状态，乳汁的产量往往会大打折扣。既往有研究发现，中重度营养不良时产奶量下降，极度营养不良者会停止分泌乳汁。但在目前中国女性所处的生活条件下，除了减肥或严重挑食者，营养不良者很少见，所以泌乳较少时往往不首先考虑营养不良作为原因，也不必因为预防奶少而大补特补。

9. 不同时期的乳汁和营养成分

宝宝一出生，妈妈就开始分泌乳汁，但不同时期分泌的乳汁营养成分也略有差异，这种差异正好适应了宝宝身体的需要。初乳是指分娩后4～5天内分泌的乳汁，呈淡黄色，较黏稠。初乳还含有较高的热量和丰富的磷酸钙、氯化钙等盐类物质，同时还含有丰富的免疫类物质，所以，妈妈产后应及时让宝宝吮吸初乳。过渡乳是指分娩后6～10天分泌的乳汁。成熟乳是分娩后11天至9个月分泌的乳汁。晚乳是指分娩10个月以后分泌的乳汁。过渡乳、成熟乳和晚乳中都含有丰富的蛋白质和热量，同时也含有符合宝宝不同阶段成长需求的免疫类物质。

10. 母乳喂养对妈妈的好处

生育对于女性来说绝对是件费时费力的事，但哺乳却可以给我们"挽回损失"：

- 哺乳可以促进产后恶露排空、子宫复旧，减少产后出血风险。
- 帮助恢复身材。据统计，母乳喂养每日可消耗1.67～4.18千焦

（0.4～1.0千卡）热量，相当于成年女性办公室内正常工作半天所消耗的热量，在摄入热量不变的基础上，可逐渐消耗妊娠期间储存的脂肪，体型可较快地恢复至妊娠前状态。

- 母乳喂养能抑制排卵，达到自然避孕的效果（但不主张以母乳喂养作为避孕措施）。
- 大样本的调查研究发现，母乳喂养有助于抑制乳腺增生，降低罹患乳腺癌的风险。
- 母乳喂养有助于建立亲密的亲子关系，缓解母亲的紧张和压力，减少抑郁症状。

11. 母乳喂养对宝宝的好处

总体上，母乳喂养的宝宝有更低的患病率和死亡率。具体来讲，母乳对宝宝当下的身体发育和健康有如下好处：

- 增强免疫力，预防感染。母乳中含有活性免疫球蛋白，尤其是初乳，有高度抗病毒及抗细菌活性，可预防如感冒、腹泻、中耳炎等感染性疾病。
- 调节免疫力，预防过敏。母乳喂养可预防哮喘，减少湿疹、皮疹等过敏性疾病。
- 有助于新生儿建立肠道正常菌群，促进肠道发育。
- 母乳中富含的氨基酸和脂肪酸还有助于促进婴儿神经系统发育。
- 从长期影响来看，母乳喂养能减少肥胖、高血压的发病风险，降低婴儿成年后罹患心脏病、2型糖尿病的风险。
- 母乳喂养还能促进母婴情感交流，建立母婴的信任感，增加宝宝的安全感，促进形成健康的人格。

12. 哪些情况不宜母乳喂养

母乳喂养对妈妈、对宝宝都十分有益，但是很遗憾，仍然有一些妈妈因为这样或那样的问题导致不能进行母乳喂养。主要有以下几种情况：

- 乳房疾病：严重的乳头皲裂、急性乳腺炎、乳房脓肿等，可暂时停止哺乳。
- 感染性疾病：患上呼吸道感染伴发热，产褥感染病情较重者，或必须服用对宝宝有影响的药物者。梅毒、结核病活动期也不宜哺乳。
- 病毒感染：急性肝炎因传染力强，不宜母乳喂养；如已确诊艾滋病病毒（HIV）感染，也不宜母乳喂养；乙肝患者肝功能正常、乙肝病毒DNA载量低，可以进行哺乳喂养；一般来说为了防止乙肝患者传染给宝宝，婴儿一旦出生以后，就需要注射乙肝免疫球蛋白和乙肝疫苗。
- 癫痫病：由于抗癫痫药对宝宝危害较大，故主张禁止母乳喂养，但小发作或用药量少的，也可母乳喂养。
- 心脏病：心脏病III-IV级患者（轻微活动即出现心慌、胸闷、憋气等症状），或孕前有心衰病史者，不宜母乳喂养。

13. 孕妈妈做好心理调适

成为一名真正的、合格的妈妈，除了生理上、物质上的准备之外，孕妈妈还需要做好心理准备，特别是准备母乳喂养的新手妈妈更要学会心理调适。母乳喂养会让妈妈变得"玻璃心"，每次看到宝宝吃不饱，心情就变得不好，产生自我怀疑和否定。其实，第一次当妈妈谁都没有经验，谁都需要学习。无论是孕妈妈还是哺乳妈妈，放轻松、自然面对就对了。孕妈妈可以未雨绸缪，从以下3个方面对自己心理做出适当调整：

（1）不要完美主义

有的妈妈想做一个无可挑剔的好妈妈，给宝宝十全十美的母爱，提供给宝宝最好的物质生活保障。可是，理想与现实总有距离，过高的心理期许会带来很大的压力。请放轻松，做个力所能及的妈妈。

（2）不要盲目攀比

带宝宝的妈妈免不了交流育儿感受和经验，当看到别人家宝宝吃奶吃得比自家宝宝又快又多，难免产生"怎么自家娃不如人家娃"的焦虑情绪。实际上，每个宝宝都有自己的饮食习惯和生长节奏，只要符合正常的生长发育曲线，大可不必着急。

（3）不要苛责自己，要相信自己

对于新手妈妈来说，第一次当妈妈，肯定有一个学习实践的过程，别给自己这么大压力。当宝宝不会含乳头或者妈妈乳汁不足时，妈妈难免就有一种很强的挫败感，对自己产生怀疑。请充分相信自己，保持放松、自信的心态，积极寻求帮助和解决方法。

14. 家人要成为母乳喂养的坚定支持者

在实际哺乳和照料宝宝的过程中，妈妈经常会面临意想不到的问题和挑战，这对妈妈来说是身体和心理的双重考验。此时，不光需要妈妈坚定的母乳喂养信念，更需要全家人的支持和帮助。

最重要的支持应来自爸爸，爸爸在母乳喂养中要成为妈妈的坚定同盟军和得力助手。因为，夫妻关系是家庭关系中的第一位关系，丈夫在孕产期尤其要关注、呵护和照顾妻子。随着宝宝的到来，男人升级为爸爸，更应积极、勇敢地承担起自己的抚育责任，而不是旁观者。其实，新手奶爸只要想学、肯干，很快就可以晋升为超级奶爸。比如，多向身边的资深奶爸取经，跟着书本学习，下班后多多进行"实操"，给宝宝拍奶嗝、换尿布，这些举动都可以传递对妈妈的支持和爱。

小 贴 士

当家里对母乳喂养有不同的主张和声音时，请爸爸尊重妈妈的想法，并发挥好桥梁和润滑剂的作用，跟长辈做好沟通交流。既让妈妈享有充分的自主权，按照自己的意愿、理念来养育宝宝，同时也让长辈的好心"软着陆"，不让老人感到失落，营造和平友好的家庭氛围。

奶奶、外婆等长辈也应支持母乳喂养。宝宝出生后，长辈疼爱心切，奶奶或外婆都想发挥自己过来人的经验和力量。可是不得不承认，虽然出发点都是为了宝宝好，但不管是婆媳之间还是母女之间，育儿理念和方法都可能存在一定的分歧和差异，有些经验并不一定适用于新时代的哺乳实践。长辈们总是担心宝宝吃不饱、吃不够，习惯性地质疑妈妈的母乳不够，并试图添加配方奶粉。实际上，宝宝多吃、多吸、多刺激，才能促进泌乳及乳腺导管通畅。乳汁分泌是一个逐渐增多的过程，如果奶奶、外婆主观断定妈妈的乳汁不够，悄悄给宝宝喂配方奶，不仅会造成宝宝乳头混淆，也会使得宝宝更不愿费力吃母乳。

此外，几乎每位女性生完孩子后，都会被询问：有奶吗？孩子够吃吗？奶少的妈妈被反复问及这样的问题，容易抑郁、焦虑、自责，进一步导致乳汁分泌减少。此时，更需要家人多鼓励、多支持，帮助哺乳妈妈树立自信心。哺乳妈妈要相信自己，要有毅力，耐心地多让宝宝吸吮，告诉自己，乳汁已经在波涛汹涌的路上，很快就能实现全母乳喂养了。

15. 值得推荐的哺乳装备

（1）哺乳内衣

很多哺乳妈妈为了方便选择不穿内衣，直接穿宽松背心，这就难免会出现乳房下垂，其实哺乳内衣完全可以做到既好穿又好看。哺乳期最好选择没有钢圈且专门为这个时期设计的承托力好的内衣。哺乳内衣有

"全揭开式"的,有只露出乳头、乳晕的"窗口式",还有"V字形下拉式"的。"全揭开式"的内衣虽方便,但哺乳时隐蔽性欠佳,适合居家穿戴;"窗口式"的哺乳内衣隐蔽性较好,但缺点是内衣容易折叠变形;"V字形下拉式"的哺乳内衣非常方便,适合夜间哺乳使用。选择哺乳内衣尺码时可比孕期大1～2个罩杯,下围最好大一号,这样穿戴才舒适。随着孩子越来越大,特别是添加辅食后,奶量下降,妈妈的乳房也会缩小,此时需要及时更换为适合的小一号哺乳内衣。

(2) 哺乳巾

孩子出生后不久,妈妈就需要恢复一些日常活动,那就免不了在外哺乳。现在机场、大型商场多设有母婴室,可供妈妈的不时之需。然而,我们这些可爱的宝宝们不知道什么是喝奶的正确时机,也不在乎妈妈方不方便,特别是刚出生的婴儿,饿起来十万火急地要吃奶,妈妈都来不及去找母婴室。针对这种情况,一些专门设计的哺乳巾就发挥了大用处,它可以最大限度地遮住妈妈和宝宝的身体,保护隐私,避免尴尬。此外,3月龄后,宝宝越来越容易被周围的声音和画面吸引,不专心喝奶,此时使用哺乳巾可以很好地将宝宝和周围的环境隔开,帮助大一些的宝宝更专心地吃奶。

(3) 吸奶器

生产后不是所有的妈妈都能亲喂自己的宝宝,如果宝宝不能吮吸乳房,就需要用手或者吸奶器移出乳汁,若用手排乳不但劳累操作者,妈妈也会很累。这时吸奶器就成为代替手法排乳的"神器"了。吸奶器有手动、电动、单边、双边等类型。市面上各种品牌也是琳琅满目,进口、国产的都有,价格差异也较大,那么到底该如何选择呢?其实,区别主要在于抽吸的模式和吸力的大小,吸力不是越大越好,也不是持续不间断地吸就一定能吸出更多乳汁,有时反而损伤了乳腺导管。母乳妈妈可以体验过后选择适合自己的、感受最好的电动吸奶器。而对于背奶的妈妈而言,一个双边的电动吸奶器会帮助你节约更多的时间。两边乳房同时吸奶,不但更有效率,还能更好地刺激泌乳,产生更多的乳汁。

第2章

顺利哺乳，关键是产后前3天

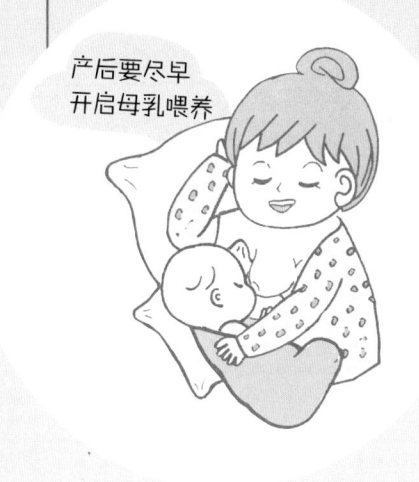

产后要尽早开启母乳喂养

16. 产床上即刻吸吮

产床上即刻吸吮，是指产妇在生产后的半小时内立即开始哺喂母乳。新生儿刚出生时，就好像刚坐完云霄飞车似的，处于一种安静的警戒状态，注意力非常集中，此时正是妈妈与宝宝情感交流的最佳时刻！若能在产后让宝宝即刻吮吸妈妈的乳房，不但可以吸到妈妈的"超级营养品"——初乳，宝宝还能通过依偎在妈妈的怀抱获得安全感。另外，有研究指出，产后即刻让宝宝与妈妈肌肤接触式的吸吮乳房，能使足月婴儿出生后体温尽快上升，体温维持在37℃左右，同时血糖较为稳定，减少宝宝的哭闹概率。对于妈妈来说，即刻吸吮也是获益良多，宝宝的吮吸能刺激催产素的分泌，使子宫收缩，减少产后出血的可能，加速子宫恢复。简言之，产后即刻吸吮能创造妈妈与宝宝之间极其微妙的互动。

17. 珍贵的黄金初乳

初乳是新妈妈产后1周内所分泌的乳汁，颜色微黄，质地较浓稠，量较少，富含免疫球蛋白、蛋白质、维生素、无机盐、微量元素、乳糖、酪蛋白等，口感微咸。初乳产量不多，因具有诸多好处，所以素有"黄金乳"的称号：

- 初乳中乳铁蛋白含量最高，有利于血红蛋白的合成，预防贫血的发生。乳铁蛋白还能抑制致病菌吸附口腔黏膜，有抗炎的作用。
- 初乳中含有分泌型免疫球蛋白A（SIgA）、细胞因子等多种免疫活性物质，可增强新生儿的免疫力，是妈妈为宝宝打造的第一道健康防线。
- 初乳含有生长因子、抗炎因子、寡聚糖和其他保护性因子，可促进小肠生长，通过活化消化液，调节免疫功能，促进肠道成熟，减少便秘、黄疸等喂养并发症。

18. 认识前奶和后奶

前奶和后奶并没有严格的区分界限。一般前奶是指一次哺乳时前一段时间内宝宝所吮吸到的乳汁，质地较稀薄，可能带点蓝色，含水分、矿物质、蛋白质、乳糖较多，比较解渴，且能提供免疫保护等，但热量不高，往往不能使宝宝有饱腹及满足感。后奶是指一次哺乳时后一段时间内宝宝所吮吸到的乳汁，颜色较白，质地较稠，富含脂肪、乳糖和其他营养素，偏向于供热量，使宝宝产生饱腹感。因而，不要觉得仅稠厚的后奶才是有营养的，稀薄的前奶没啥营养，甚至丢弃，那就太可惜了；另一方面，要让宝宝每次吮吸至妈妈感觉乳房完全松软才好，这样才能确保宝宝不但吃了前奶，还吃到了能够饱腹的后奶，才会有较长的哺喂间隔，这样妈妈和宝宝都能得到较为充分的休息。

19. 宝宝是"开奶"的关键

"开奶"即人们常说的"下奶"。真正的开奶指的是宝宝多吸吮，经宝宝吸吮，乳汁才会开始分泌。开奶不是用吸奶器用力吸，也不是找通乳师使劲儿地推和揉，那样反倒容易造成对乳房的伤害，造成乳头、乳晕的水肿或乳腺腺体组织的粘连，对哺乳造成很大的障碍。

产后怎样做才有助于开奶呢？其实，宝宝才是开奶的关键。产后第1天是母乳喂养的关键时期，宝宝早接触、早吸吮有助于早开奶。曾有一个新妈妈，生完宝宝之后因为身体虚弱，当天晚上整宿睡觉，没有给宝宝喂奶，于是家人给宝宝喂了配方奶。第2天早上，新妈妈的乳房胀得像两个大铅球，这是因为宝宝出生1小时内曾吸吮过母乳，刺激了乳房分泌乳汁。晚上，妈妈身体中的泌乳素分泌比白天多了几十倍，乳汁大量分泌充盈，但此时，宝宝却吃了配方奶，没有吸吮乳汁，故导致乳汁积存过多，乳房一下子就胀了起来。如果当时宝宝多吃母乳，就可以极大地缓解乳房肿胀。因此，产后前几天尤其要注意及时给宝宝吸吮乳汁，不仅要在产后2小时内就开始让宝宝吸吮，夜里泌乳素分泌多的时候，也要给宝宝吸吮乳汁。不要因为怕累、怕剖宫产伤口疼等，便不给宝宝喂奶。不要设定和干预宝宝的吸奶次数，一般来说，新生儿一天吃奶达8～12次，每隔2～3小时就吃1次。总之，多吃多吸就会让开奶事半功倍。

20. 母乳不足的原因

世界卫生组织推荐0～6个月的宝宝以纯母乳喂养，无须添加辅食，但有些妈妈因为母乳不足，往往不能实现0～6月内纯母乳喂养。那么，母乳不足的原因有哪些呢？我们总结了有以下5点原因：

（1）乳房结构不良

乳汁分泌多少主要看乳房内的腺体结构是否发育完善。绝大多数的妈妈经历青春期、孕期两次发育，都能拥有可以充足泌乳的乳腺组织，少部分的妈妈可能确实存有乳腺组织发育不良，导致乳汁产生不足。乳房偏小并不一定意味着乳腺组织发育不良，因为决定乳房大小的主要成分是脂肪，如果脂肪填充较多，即便乳腺组织发育不良的妈妈，也可能有较满意的乳房体积及形态。这也就是说，奶多奶少，与乳房大小并不完全相关，而是与肉眼看不见的乳腺组织的量成正比。如果乳腺组织量偏少，可能导致乳汁量偏少。另外，部分妈妈孕前曾手术治疗乳腺疾病，切除部分乳腺组织，也会导致乳腺组织减少，从而导致乳汁分泌减少。

（2）妈妈的营养不良

目前国内的生活条件下，很少有女性发生单纯性营养不良，所以因妈妈营养不良而导致乳量不足的情况并不常见。部分妈妈可能因为长期节食减肥、挑食等原因造成营养不良，进而导致泌乳不足，建议女性在备孕时就要合理饮食，避免过度节食及挑食。

（3）妈妈的不良情绪

泌乳受神经、激素等因素调控，如果母乳妈妈较长时间处于恐惧、抑郁、疼痛等不良情绪刺激下，会影响泌乳反射过程中的神经及激素内分泌调节，从而使得乳汁的分泌及排出减少，表现为泌乳减少。从中医角度来说，女性"乳头，足厥阴肝经所属；乳房，足阳明胃经所过"，肝主疏泄，可调控乳汁的分泌。而五脏六腑中，肝脏生理功能的正常与否与气机调畅与否密切相关。若长期存有不良情绪刺激，会导致肝气郁结，影响其主疏泄的功能，进而影响乳汁的分泌，出现乳汁量的减少或淤积，从而难以排出。

（4）哺乳方法不正确

喂奶次数太少，乳汁排空不够等，也会导致母乳不足。宝宝是每个妈妈标配的"开奶师"，如果婴儿为早产、弱小、口腔发育不良、甚至就是懒而不愿意吮吸等原因，不能很好地吸吮乳房，会使乳房内的乳汁经常不能完全排空，那么就会经负反馈调节，导致乳汁分泌越来越少。所以，若想有充足的乳汁，妈妈需要维持足够次数及时间的排乳。另外，在宝宝生长发育、尿量等情况正常的基础上，不建议奶量"似乎"不足的妈妈急于给宝宝添加配方奶等，因为饿了的宝宝才有动力为自己的"口粮"而工作，卖力吮吸，刺激泌乳。如果尝到不费力就能得到的配方奶后，宝宝可能会变"懒"而不愿意努力吮吸刺激泌乳。

（5）液体摄入不足

乳汁的主要成分是水，所以如果想要有足够量的乳汁，妈妈首先要保证自己每日的液体摄入量。建议正常饮食的基础上，妈妈需要保证每日2 000～3 000 mL的液体摄入量，包括饮用水、汤水、液态甜品等。如果哺乳期的妈妈觉得口渴，大便干，更说明体内需要增加液体摄入量。

21. 产后能立即喝下奶汤吗

产后立即就喝下奶汤不科学！产后妈妈应该做的是多让宝宝吸吮，顺其自然地让乳汁由少变多。大多数新手妈妈在3天左右乳汁才能逐渐分泌，初乳大部分不能满足宝宝的需求，当听到宝宝因为吃不饱哭得撕心裂肺时，基本上全家人的心理防线都会崩溃，而且大部分宝宝都会出现生理性黄疸。医生还会告诉你，多吃、多喝、多排，黄疸才消得快，这时候如果妈妈乳汁不够还不想加奶粉，就会轮番喝各种下奶汤，其实，这样做万万不可。

如今，人们的观念要改，以前是营养跟不上了要补充营养，现在是营养过剩，妈妈不需要大补或喝各种下奶汤来下奶。泌乳素有一个上升的过程，乳房也是第一次承担哺乳这样繁重的任务。腺泡充盈后，乳腺导管也是在慢慢地向外输送乳汁，如果是乳腺导管不太通畅或乳汁来得太多、太快，就会出现生理性胀奶。刚生产后，乳房就像一个还没有熟透的水果，不用加工、不用揉捏、不用催熟、不用"补充营养"，下奶时要像果实熟透让汁液自然流出来那样，只需顺其自然即可。所以多数情况下，产后就喝下奶汤是不科学的。

22. 循序渐进补充催乳食物

妈妈催乳应根据生理变化特点循序渐进，不宜操之过急。产后前2周，宝宝的胃容量小，对乳汁的需求量不大，不宜进行催乳。因为妈妈刚生完宝宝后，胃肠功能尚未恢复，乳腺才开始分泌乳汁，乳腺管还不够通畅，过早催乳会导致乳汁瘀滞，甚至引起乳腺炎。待到产后第3周，宝宝吃奶量大大增加，吃奶开始有规律，妈妈要开始多补充催乳食物，尤其是富含蛋白质的食物，补充能量的同时增加乳汁的分泌量，有利于产后恢复。

23. 如何提高母乳质量

母乳是宝宝最理想的天然食品，为保证宝宝健康，哺乳妈妈要注意提高母乳质量。为此，妈妈不仅要维护好自己身体的健康，而且要保持快乐、舒畅的心情。妈妈在哺乳期间，所需营养物的质和量，都比平时要高。饮食要多样化，不要偏食，所食的粮食要新鲜。多吃含有丰富蛋白质的食物，如牛奶、豆制品、鱼、鸡肉、蛋、瘦肉等。同时，尽量多吃各种新鲜蔬菜、水果，要多喝汤。妈妈吃得好，自身健康，泌乳充足，才能保证宝宝健康成长。

24. 乳汁突然变少怎么办

如果妈妈产后发现乳汁突然变少，不能满足宝宝的需求，建议妈妈从以下几点出发，做出调整：① 调整自己，维持平和、乐观、愉悦的情绪；② 保证足够的热量摄入，不要急于减肥；③ 保证充足的睡眠，手机、电视等可以暂时放一放，宝宝的口粮重要；④ 保证足够多的液体摄入，基本要保持2 000～3 000 mL/日以上，如果在此基础上仍有口干、大便干结，可根据自己的情况再予以增多至无明显症状；⑤ 必要的婴儿吮吸、手法排乳刺激泌乳，尽可能维持母婴接触；⑥ "食以喜为补"，除非已明确是对宝宝有害或有不良影响的食物，妈妈不必过分听信于民间传说"哺乳期不可吃"的说法而严苛忌口。一般已明确对婴儿有不良影响的有烟、酒，特殊疾病需要忌口的食物（如蚕豆病），再比如妈妈吃了某些食物宝宝吃母乳会明显发湿疹等问题，这样的食物也应尽量避免；⑦ 必要时寻求中医药的帮助。中医药认为，乳汁由气血所化生，受气机调控而分泌。生产耗伤气血，情绪影响气机疏泄等，部分妈妈可能在产后出现气血不足、肝郁气结等症状，从而导致乳汁分泌不足，这时可以尝试中医药的帮助以补充气血，调畅气机，从而保证泌乳。

25. 胀奶与通奶的平衡关系

正常胀奶时，乳房内乳腺导管充盈、饱满，整个乳房体通常是圆软的，并且皮肤不觉得紧绷。宝宝吃完之后可以很均匀地松软下去。需要注意的是，当妈妈感觉乳房皮肤胀得紧绷的时候，就一定要进行处理，不然很可能会导致乳汁淤积。胀奶时最根本、有效的处理方法就是让宝宝吮吸，如果宝宝吃得不多，吃完乳房紧胀感没有明显缓解时，可以借助吸奶器或用手移除多余的乳汁。

乳汁淤积时，通常可于乳房内触及肿块，质地明显硬于周围组织，常伴随局部明显的刺痛、胀痛，相应位置乳管开口处乳汁排出不畅，甚至不能排出乳汁，若不能及时将淤积的乳汁予以排出，进一步发展，乳房局部可变红、变软（触碰软柿子样感觉），伴有局部灼热，体温升高等。通过宝宝吮吸、吸奶器负吸或手法排乳，让淤积的乳汁排出，一般就可以解决问题，若妈妈尝试各种方法仍不能将乳汁排出，建议医院就诊。

26. 按时喂养还是按需喂养

经常有妈妈纠结诸如宝宝1天吃多少顿、母乳要喂多久、喂多少奶合适之类的问题。其实，母乳喂养是一种最自然的，根据妈妈和宝宝的状态来选择合适的喂养方式。

按时哺乳是直到现代才提出的一种喂养方式，这种喂养方式可能更多的是从规律性上考虑；而按需哺乳在我国已经有很悠久的历史，母乳喂养应该根据不同宝宝的个体需求来进行，有的宝宝生长发育比较快，那么所需要的营养当然就多，哺乳的频率就应高一些，如果我们严格、死板地按规定时间哺乳的话，就很容易让孩子在饥饿时哭闹不止、烦躁不安。

简单来说，产后6个月内，只要宝宝想吃，随时可以喂，这种最健康的喂养方式并不拘泥于是否到了"预定的时间"，以及必须遵循"预定的量"。但6个月后，也就是宝宝大了添加辅食以后，需要判断清楚宝宝是否已获得足够母乳再决定哺乳次数。因为宝宝大了，有时是寻求安慰，如果一直"按需"喂养会导致刺激过多，泌乳增加，对于妈妈是个负担，对于宝宝也会导致胃容量的增大，进食过多，容易引起超重。

27. 按需哺乳的好处及注意事项

（1）少吃多餐，有利消化吸收

刚出生时宝宝的胃容量一般不到10 mL，逐日增大，1周左右可达到60 mL左右。大多数妈妈生产后2～3天才能出现生理性胀奶，胀满后双侧乳房奶量总共30 mL左右，此时宝宝能吸吮到的奶量通常在20 mL左右。奶量少，宝宝能吮吸到的量有限，且母乳容易消化，在胃中停留时间短，所以宝宝通常饿得较快，常1～2小时就要吃奶。一般出生头2周每天喂奶至少8～12次是较为推荐的喂奶次数，可以以此大致估算喂奶的时间。大约到第2或第3个月时宝宝的胃容量可以达到100 mL以上，乳汁在胃中存留的时间也有所延长，喂奶间隔也可随之逐渐延长。

（2）摄入适量，预防肥胖症和慢性病

专门从事儿童肥胖症研究的科学家发现，儿童肥胖症与婴儿哺乳期体重有很大联系。如果在婴儿时期增重过快，在儿童期可能会面临超重

危险。家长喂养婴儿的方式与婴儿体重增加息息相关。配方奶喂养的宝宝大多是定时喂养的，他们更多地依赖母亲按配方奶的说明机械地控制宝宝对乳汁的摄入量，忽略个体差异，使得婴儿体内的饥饿和饱腹感信号减弱，导致过多的摄入能量。这些受父母"严格控制"的孩子，未来对能量摄入的自我调节能力也相对较弱。相反，母乳喂养的宝宝对乳头吮吸强度和频率因饥饿程度不同而有差别，同时妈妈对乳汁的分泌也是按需产生。已有研究证明，母乳喂养儿童的高血压、高胆固醇血症和肥胖的发生率较低，其中按需哺乳的作用巨大。过度喂养虽然能带来快速生长的"益处"，但也会因此付出巨大代价。

(3) 及时排空，防止乳汁淤积

宝宝想吃或妈妈胀奶明显就立即喂奶，有利于缓解胀奶，防止形成奶结甚至乳腺炎。一般来说，按需哺乳几个月之后，妈妈的乳房就会"熟悉"宝宝吃奶的频率和量，"学会"在宝宝不吃时少泌乳，吃奶时多泌乳、快速泌乳，这样妈妈就不再经常胀奶了。

虽然宝宝的吃奶间隔会自然地拉长，但有的宝宝仍然会每隔1小时左右就要吃奶，这往往不是为了饱腹，而是因为他们有着比较旺盛的"吸吮需求"，通过吸吮动作来缓解紧张、焦虑、无聊等情绪。这时妈妈在判断宝宝并没有饥饿的基础上，需要丰富安抚宝宝的方式，比如给宝宝唱歌，抱着宝宝踩舞步，出门散步，在家里带宝宝看墙上的画，摆弄日用品甚至可以给予安抚奶嘴等。总之，妈妈应该按需哺乳，但不要把喂奶当作安抚孩子的唯一手段。

28. 每次哺乳前都要清洗乳头吗

我们所处的环境并非无菌，甚至可以说细菌无处不在，妈妈的乳房直接接触内衣，接触到细菌是在所难免的，那么，需要在每次喂奶前清洗乳头吗？有的新手妈妈甚至会在喂奶前以酒精擦拭乳头。其实，只要妈妈衣着干爽，勤换内衣，所处环境符合居住卫生需求，妈妈无须在哺乳前清洗乳头，更不必以酒精擦拭乳头。因为经常清洗或以酒精擦拭乳头会导致乳头周围自身分泌的保护性油脂被清除，造成乳头干燥开裂。另外，健康妈妈正常卫生条件下乳头周围的细菌可以帮助宝宝建立完善的肠道菌群，促进肠道的成熟，增强宝宝的抵抗力。

29. 两侧乳房都要喂吗

很多妈妈喂奶时只喂一侧，等到换另一侧之后宝宝就不吃了，妈妈索性把另一侧留着下次再吃；或者有的妈妈习惯喂一侧，就一直让宝宝吃到饱。其实，两侧都喂才是自然的喂养。

通俗地讲，身体泌乳的过程就是"前店后厂、现产现销"的过程。宝宝吮吸乳头会给下丘脑发信号，刺激泌乳素的分泌，这就像在告诉妈妈"宝宝要吃奶，赶紧生产"，于是热乎乎的乳汁就从乳腺中分泌出来了。宝宝刚降生，妈妈刚开始分泌乳汁，这个阶段是亲子喂养磨合的最初阶段，因为供需不平衡而出现胀奶现象是正常的。但随着宝宝不断进食、吮吸，妈妈通过喂奶的过程对宝宝的需求不断进行评估，最终达到供需平衡，胀奶现象就会慢慢消失，乳房会回到正常状态，不胀也不硬，宝宝吃的时候"现产现销"。但前提是，要喂两侧！不然会"顾此失彼"，一直不喂的乳房会不舒服，也会把乳房撑得松弛。喂两侧的根本目的是要达到乳房分泌量和宝宝的需求平衡。母乳最神奇的地方是乳房分泌量和乳汁的营养成分会随着宝宝的生长需要发生变化，并达到动态平衡。

小 贴 士

两侧喂乳的优点：① 确保身体了解宝宝对母乳的需求量；② 保持乳腺导管的通畅，防止乳汁淤积，避免乳腺炎；③ 避免喂养不当引起

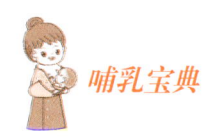

的大小乳房；④换边哺喂的时候，可暂时打断宝宝的进食，避免孩子一直保持狼吞虎咽这一节奏而多吃；⑤因换边导致每侧吃奶时间有限，可加快吃奶效率，有效避免安抚式吮吸。

30. 轻轻松松挤母乳

无特殊情况，乳腺科医生总是建议妈妈要亲喂宝宝，若发生宝宝不能正常吮吸，不在妈妈身边等情况时，妈妈往往需要借助双手或者吸奶器排出乳汁，避免乳汁淤积在乳房内。

如何用手排出乳汁呢？首先要洗净双手，暴露乳房，手上涂抹清水或少许乳汁以减少手和乳房皮肤之间的摩擦，用拇指和示指、中指分别置于乳头上下或左右，形成"C"字形，在乳头上下或左右相对使力，模仿宝宝吮吸的动作，并提拉乳头，2～3分钟后再以手轻轻按揉胀满的乳房，再次提拉乳头，排出乳汁，如此为1个循环，一般需要5分钟左右，一侧乳房需要如此操作4～5个循环。

小贴士

注意操作过程中，手上力量要轻柔，不可蛮力推挤，同时一侧乳房不可操作过久，一般不超过30分钟，以避免人为造成皮肤水肿等损伤。

另外，排乳之前，妈妈要做好准备工作，选择恰当高度的椅子、踏脚、靠背等辅助设施，尽量减轻低头排乳时对自己颈椎、腰背等带来的负担。最后需要说明一下，妈妈因饮食、饮水、情绪、休息等因素的影响，可能相同时间间隔内的产奶量并不完全一样，所以不必以乳量来衡量手法排乳是否已经到位，而是以排乳后乳房是否明显松软来评判（图6）。

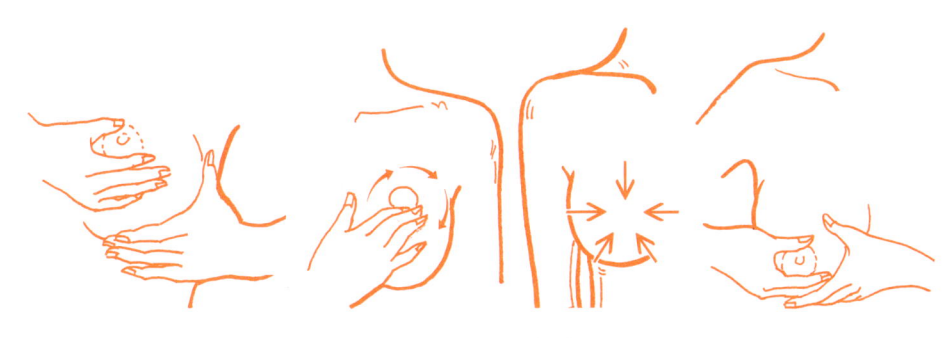

图6　手法排乳

手法排乳效率有限，对于已经返归职场但仍需背奶的妈妈来说，可能用吸奶器泵乳更为合适。为了使吸奶器泵乳更为顺畅，可以在泵乳前短时间内（2～3分钟）模仿宝宝吮吸动作提拉乳头，以打开乳窦，产生泌乳反射。使用吸奶器的过程中注意体验观察在用的吸奶器压头大小、吸力大小是否适合自己，如果不合适，针对具体不合适的点作相应调整。

小贴士

妈妈需要注意，使用吸奶器不应该有明显的乳房疼痛感。如果有疼痛，特别是乳头乳晕部的疼痛，可能存有吸奶器不合适或使用不当的问题，需要及时调整，避免造成乳房损伤。还有，吸奶器泵乳的过程中，可以轻轻按揉乳房边缘处并向乳头方向推捋，以排出全部乳汁，避免乳根部乳汁淤积，特别是对于乳房较大的妈妈，尤其要注意避免乳根部的乳汁淤积。

31. 亲喂后每次都需要排空乳房吗

哺乳后是否还需要进一步排空、移除乳房内多余的乳汁，是由妈妈的泌乳量与宝宝的食量是否匹配决定的。需要"追奶"的妈妈，哺乳后再吸或挤压刺激乳头，可提高排空度，反射调节告知下丘脑等器官，乳房需要产出更多的乳汁；奶量正好够吃的情况下，哺乳后不必再作处理；

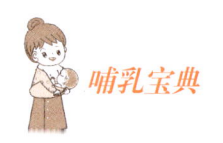

若乳量过多，哺乳后乳房仍有胀满感，可于哺乳后再排出适量的乳汁至乳房明显松软，但需要逐渐延长哺乳的间隔或减少排出的乳量，以告诉下丘脑等，乳汁量太多，要适当减少生产，最终达到产量和宝宝食量相平衡。

32. 如何判断妈妈是有效哺乳

亲喂的妈妈常常有一个疑惑：每次给宝宝喂了多少量的乳汁，宝宝是否真的已经吃饱了呢？其实，我们可以通过以下5个方面来进行判断：① 足够的体重增加。如果宝宝2周后体重低于出生体重，或者头6个月每月体重增长低于500 g，那么可以判断宝宝可能没有获得足够的奶量；② 宝宝大便颜色的改变。当宝宝的大便颜色不再是刚出生的墨绿色，而是转变为淡黄色、金黄色或是黄芥色时，表示宝宝喝到了足够的母乳，胎便已经排泄干净；③ 宝宝每日的尿量。如果宝宝每天排尿6次及以上，每次尿量不少，说明奶量是足够的；④ 宝宝吃奶的表现。哺乳时，可以看到宝宝大口吞咽的动作，每次哺乳后，宝宝心满意足地松开乳头，吃完奶后宝宝可以坚持2小时以上不找奶，或者可以安稳入睡2小时以上，说明宝宝这顿吃饱了；⑤ 妈妈乳房变化。哺乳过程中及哺乳结束后，妈妈感觉舒适，身体放松，没有乳头疼痛不适感，妈妈的乳房由之前的饱满变得松软，说明乳汁已经排空了。

33. 哺乳姿势不容小觑

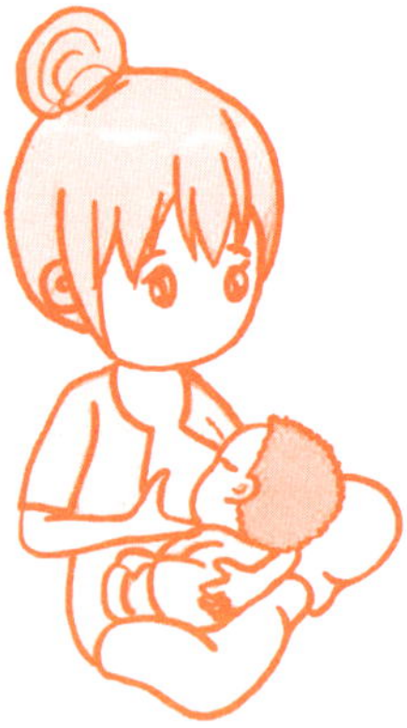

摇篮式：妈妈上身坐直，把宝宝抱在胸前，用乳房同侧肘关节内侧支撑住宝宝的头部，前臂支撑宝宝的背部，手托住宝宝的臀部，让宝宝的身体成一条直线，使宝宝的腹部紧贴住妈妈的肚子，宝宝的脸靠近妈妈的乳房，鼻子对准乳头，妈妈的另一只手托着乳房，托出来哺乳的效果会更好（图7）。

图7 摇篮式哺乳

侧卧式：妈妈以舒适的姿势侧身躺下，用枕头或其他软物支撑住后背。把宝宝放在妈妈胸前侧躺，让宝宝的脸朝向妈妈的乳房，嘴巴和妈妈的乳头保持水平，身体尽量贴近妈妈的身体，可于宝宝的后背垫一小枕头帮助宝宝侧卧，防止宝宝翻滚。这种哺乳姿势便于妈妈休息，对于有手术切口、会阴切开或撕裂或痔疮疼痛的妈妈来说比较舒适（图8）。

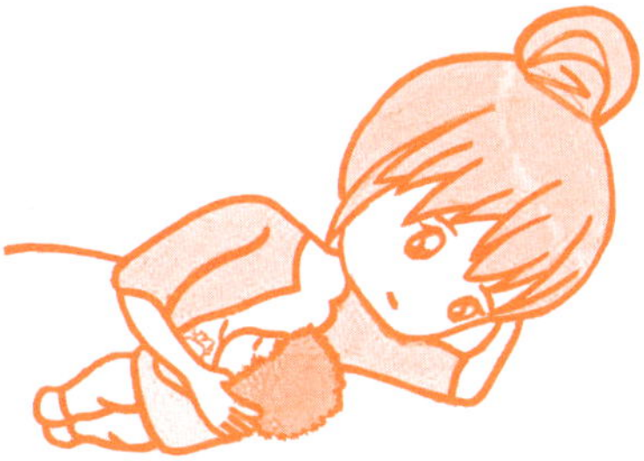

图8 侧卧式哺乳

半躺式：妈妈半平卧于床或沙发上，用软垫或枕头垫高腰背及头部，让头部、肩部、腰部及腿部都有支撑，再让宝宝趴在妈妈身上，鼻尖对着妈妈的乳头，家人可以在旁边协助调整高度，让宝宝的头部得到舒适的支撑，妈妈可以用手轻轻地扶住宝宝的身体，防止宝宝滑落。乳头刺激宝宝口周，宝宝会产生吮吸反射，张开嘴巴寻找乳头，这时把乳头和大部分乳晕塞到宝宝嘴巴里，宝宝就会开始吮吸，含接成功后，妈妈会感到乳头部负压的存在。新妈妈无法按照常规姿势哺乳时，可以由家人协助尝试半躺式哺乳（图9）。

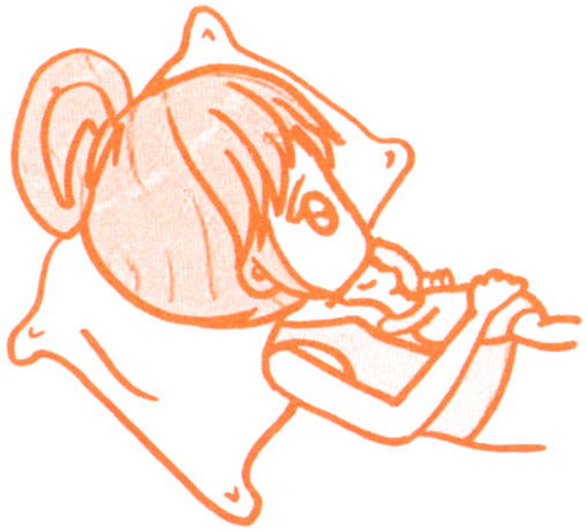

图9 半躺式哺乳

交叉式：和摇篮式哺乳姿势的位置一样，即妈妈坐好后把宝宝环抱在胸前，但抱住宝宝的是哺乳乳房的对侧手臂。以右侧乳房哺乳为例，妈妈用左手来支撑宝宝的头部，左前臂支撑宝宝身体，使宝宝的嘴巴对准右侧乳头，这样可以让妈妈轻松地控制宝宝头部的方向。这种哺乳方法一般更适合早产儿或含接乳头有困难的宝宝（图10）。

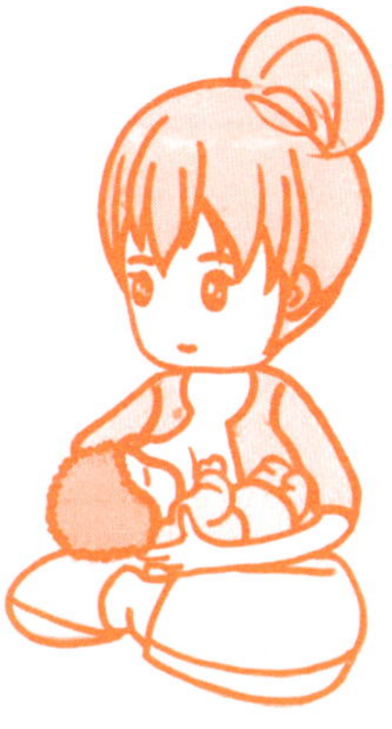

橄榄球式：橄榄球式哺乳姿势宝宝的身体在妈妈身体的一侧。妈妈取舒适的坐位或半卧位，如果以左侧乳房哺乳，那么把宝宝放置在妈妈身体左侧，妈

图10 交叉式哺乳

妈用左手托住宝宝的头颈部，使宝宝头颈部有所支撑，用手肘和胳膊把宝宝夹住贴紧妈妈的身体，类似把宝宝夹在腋下一样抱着一个橄榄球那样。妈妈的右手可以托住乳房，作乳房局部的轻缓按揉等。根据需要，可以在妈妈的腿上或者身体一侧放置软垫以帮助承托宝宝。这种哺乳姿势很适合刚刚从剖宫产手术中恢复的妈妈，因为这样抱宝宝远离切口，对伤口的压力很小（图11）。

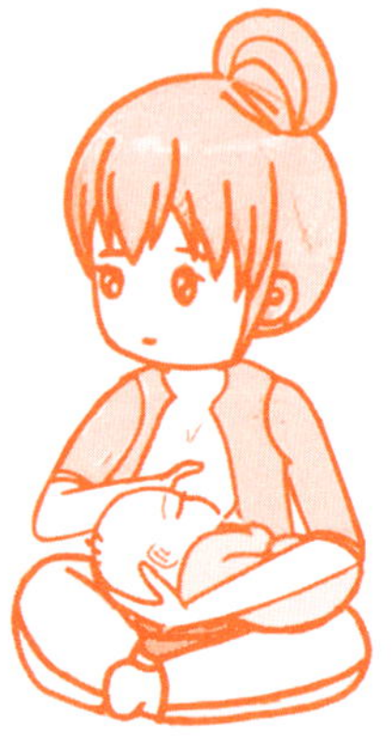

图11 橄榄球式哺乳

34. 漏奶的处理方法

漏奶往往是妈妈乳量充足或到了应该哺乳的时间未能及时将乳汁移除而乳汁自溢的表现。为了避免漏奶，最好及时将胀满的乳汁移除。妈妈应安排好自己的工作，若当日不能及时移除乳汁时，应垫好防溢乳垫，避免弄湿衣物而尴尬。

小贴士

需要强调的是，虽然大部分情况下漏奶是乳汁胀满于乳房、乳汁量充足的表现，但是这不是绝对的。少部分妈妈漏奶是因为生产、带娃太过劳累，损耗气血，自身气虚不足以固摄而造成的，需要多休息，调整自己的状态。待身体得到充分的休养后，往往虽然乳汁量多了，却反而不漏奶了。

35. 吸奶用具的清洗方法

如果是健康足月产的孩子，妈妈用的吸奶器不需要专门的消毒处理，但需要清洗干净、晾干。如果要每天多次使用吸奶器（在孩子健康的情况下），只需要每次用完后用清水冲掉奶液并清洗干净，存放在干净的容器里即可。但24小时内至少要1次非常干净仔细的清洗。如果吸奶器每天只使用一两次或更少，那么每次用完都要仔细清洗。

吸奶器清洗方法如下：① 把吸奶器彻底拆卸，用清水冲洗掉奶液，并用洗洁精和热水把所有部位彻底刷洗干净；② 用热水冲洗吸奶器各个部件2次或2次以上，确保冲洗干净；③ 瓶子和容器倒扣在干净的纸巾或者干净的毛巾上，盖上，等它们自然风干。在装起来之前，确保瓶子和容器已经完全晾干了。如果还有水，一定要晾干或仔细擦干；④ 把晾干了的吸奶器具装进新的塑料袋里，或者装进干净的密封容器里，直到下次使用时再拿出来。

36. 乳汁的正确保存方法及时间

从母乳的营养价值和所含活性物质来说，直接哺乳＞新鲜母乳＞冷藏母乳＞冷冻母乳，所以我们建议最好能直接哺乳。但是，总有一些原因，使得妈妈需要储存母乳，储存方法如下：妈妈先把手洗干净，再把乳汁挤出，装入消毒奶瓶中，或放在冷冻保存的专用塑料袋里。储存挤下来的母乳要用干净的容器放置，如消毒过的奶瓶、一次性消毒奶袋等。解冻母乳时不要用微波炉加热，温度太高会把免疫物质破坏，也不要在明火上将奶煮开，这样就破坏了母乳中的原性物质和抗体，可以直接置于室温下回温，或者置于温奶器中，水温应低于60℃。解冻后的母乳最好在3小时下尽快给宝宝喝，不能再次冷冻。

常见的母乳储存条件有3种：室温、冷藏、冷冻。储存时间说法不一，但毕竟是宝宝的食物，建议不要长久储存。冷藏或较低室温条件下储存的母乳给宝宝吃之前需要加热，建议以37～40℃温水水浴加热；冷冻储存的母乳要先解冻再加热，建议在冷藏室解冻，这样乳汁中脂肪耗

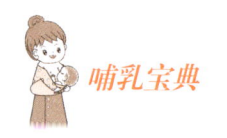

损最少，同时不太会有菌群滋生。但是冷藏室解冻需要的时间较长，所以建议晚上入睡前将宝宝第2天要吃的冻奶提前放入冷藏室解冻，等宝宝要喝的时候以温水水浴加热即可。

小贴士

需要强调的是，解冻后的乳汁不可以再次冷冻后使用。宝宝1次喝剩的乳汁放置时间如超过1～2小时，应该丢弃。上述都是为了防止母乳中的细菌滋生，保证宝宝健康。

37. 乳汁味道怪怪的还能喂吗

很多妈妈都说冰箱里存放过的奶很腥，气味怪怪的，宝宝不喜欢喝，甚至担心会不会是奶放坏了。其实，并不是所有妈妈的乳汁储存后都会出现这种情况，但在某些妈妈身上，这种情况却可能会持续出现。这其实是由于乳汁中的一种脂肪酶将脂肪分解成了脂肪酸导致的。妈妈无需担心，这些奶是完全无害的，但是，确实会导致一些宝宝不喜欢。如果你的乳汁会变腥，可以用这种方法来避免：挤出来后先将乳汁隔水加热，不用加热到沸腾，只需加热至容器边缘冒小泡即可，降低酶的活性后再存放。还有一个原因可能会导致储存的母乳气味改变，那就是母乳可能和冰箱里储存的其他食物串味了。如果你的乳汁采用正确的方法储存，就无需担心这种情况的发生。当然还有一些妈妈会发现乳汁有她们吃的食物的气味，比如大蒜味。无论是出现食物的颜色还是气味，这其实都是母乳喂养的好处之一，因为你的宝宝会因此而提前尝试到各种食物的口味——你吃的蔬菜、水果、肉类的味道都可能让宝宝提前体验到，在未来添加辅食的时候宝宝更容易接受这些口味。

38. 6个月前的宝宝是否需要额外喂水

纯母乳喂养的宝宝，6月龄前不用喂水。因为母乳的成分中80%左右都是水，完全可以满足6个月前宝宝的营养需求，包括水分。但在宝宝满6个月，开始添加辅食后，可以在餐后喝几口清水清洁口腔，保护牙齿的健康。宝宝的奶和食物中都含有水分，如果宝宝的小便是无色或淡黄色的话，就表明其不缺水，不需要额外喝许多水。如果宝宝缺水，特别是1岁前，首先要考虑宝宝的奶量是否充足，然后才考虑喝水。

配方奶喂养的宝宝在添加辅食前也没有必要喝水，因为合理冲调的配方奶是模仿母乳的，其中主要成分也是水，能够满足孩子所需的水分和营养。

小 贴 士

建议给宝宝选择温度适宜，没有味道的白开水，而不是果汁或其他甜饮料，这样有助于宝宝养成良好的饮食习惯，避免肥胖和龋齿。

39. 宝宝哪些特殊情况需要喂水

（1）便秘

母乳喂养的宝宝在添加辅食前通常不会出现便秘。当配方奶喂养的宝宝出现便秘，首先应该核实配方奶的冲调方法是否正确，水的比例是否足够。如果冲调比例正确而宝宝仍然便秘，不应稀释配方奶（可能影响到营养摄入），而应考虑换一种配方奶。

（2）感冒、发热

在6个月前，纯母乳喂养的宝宝如果感冒、发热，应多喂奶，无须额外喂水。母乳中含有多种免疫因子，也含有充足的水分，效果不是比喂水更好吗？虽然每日喂10～20 mL水不会影响宝宝的奶量，但毫无必要，因为母乳可以满足宝宝对水分的需求。同样的，配方奶喂养的宝宝感冒的时候也只需要喂奶，而不需要额外喂水，因为合理冲调的配方奶已接近母乳的成分。

（3）腹泻

腹泻的家庭护理以补液为主，如果是母乳喂养的宝宝，继续母乳喂养，喂奶喂得更频繁一些，在每次喂奶之前可以给宝宝一些口服补液盐。如果宝宝是配方奶喂养，也可以每次少量的配方奶，但增加喂养频率，同时少量多次喂宝宝喝口服补液盐。在宝宝腹泻期间最好不要更换配方奶，除非是医生的建议。

40. 坏情绪影响乳汁质量

哺乳期的妈妈在愤怒、焦虑、紧张、疲劳时内分泌系统会受到影响，分泌的乳汁质量也会产生变化，可能会危害到宝宝的健康。处于哺乳期的妈妈可能会发现，如果自己的心情抑郁，宝宝一吃完奶也会变得很烦躁，经常莫名其妙地啼哭。妈妈的乳汁泌出也不太顺畅，颜色也似乎不大对劲了。这种情况的产生，就是因为妈妈的情绪波动太大，自身的气血受到影响，使得乳汁的质量也发生了变化。

保持平和的心情才能保证乳汁的质和量。要保持充足的乳汁，哺乳期的妈妈除了要有充分的睡眠和休息外，还要避免精神和情绪上的起伏，所以最好不做令情绪大起大落的事情，而应讲求张弛有度。多听听音乐、读一些好书、做一点运动，通过各种方式稳定好自己的情绪，尽量保持平和的心情，这对保证乳汁分泌的质和量都会起到较好的作用。另外，可多喝水和牛奶以保证水分和钙量，在饮食上也要注意营养搭配，多吃动物性食品、豆制品、新鲜蔬菜水果等。还可吃些海带、紫菜、虾米等含有丰富的钙及碘的海产品。

41. 预防和处理乳头混淆

乳头混淆，是指宝宝接触过人工奶嘴后，不愿吸吮妈妈乳房的现象，在宝宝出生后的早期比较容易发生，尤其是在母乳喂养关系尚未牢固建立之前。造成宝宝乳头混淆的原因往往在于宝宝太"聪明"。因为吃妈妈的乳头，宝宝需要"张大嘴"，使出"吃奶的力气"，而吃奶瓶时宝宝比较省力，更容易获得乳汁，这自然会受到"聪明"宝宝的青睐。

如果发生了乳头混淆，看妈妈的选择，有些妈妈可能觉得反正产假之后就得上班，宝宝还是要吃奶瓶的，就干脆吸奶器泵奶后再奶瓶哺喂，这也未尝不可。部分妈妈觉得需要通过亲喂来建立更加亲密的亲子关系等，所以会希望能够纠正乳头混淆，那么，该如何纠正呢？

首先，要停止继续以奶瓶哺喂，可以先用勺子喂，并多次尝试妈妈亲喂，尝试亲喂的时机要避开宝宝太饿的时候；其次，妈妈在喂宝宝之前，可以先用手指轻触乳头刺激奶阵，待奶阵出现后再轻按宝宝下巴使其张大嘴巴，宝宝嘴巴张大后将乳头塞进宝宝口中，这样宝宝就不会觉得吸乳头费劲，慢慢接受乳头。需要注意的是，纠正乳头混淆一定不要操之过急，要有耐心，慢慢来。

42. 宝宝拒绝乳房的原因及处理方法

没有宝宝不爱喝母乳，一定是事出有因。宝宝拒绝乳房可能有以下4点原因：

(1) 疾病

宝宝突然的食欲不振，甚至焦躁、哭闹，可能是在向妈妈表达自己身体的不适，如感冒、肠胃炎等，如果表现出吃得少、睡不好、精神差等情况，需要及时就医。

(2) 乳汁过多或过少

当乳汁过少时，宝宝可能是在抱怨自己吃不饱。妈妈可在哺乳前手法按摩乳房促进乳汁的分泌，让宝宝吮吸较短的时间就能得到较多的乳汁；当乳汁过多时，宝宝可能是在抱怨自己"应接不暇"，来不及吞咽。在这种情况下，妈妈可以在哺乳前适当挤掉部分乳汁，或哺乳时轻掐乳头减缓乳汁排出速度。

(3) 乳头混淆

乳头混淆是指宝宝交替吸吮妈妈乳头和奶嘴，导致宝宝不愿吸吮妈妈乳头的现象。如果产生了乳头混淆，需要从修复母婴关系来纠正。妈妈要增加和宝宝的亲密接触，耐心地让宝宝尝试吮吸乳头，但不要强迫宝宝，更不要在宝宝饥饿状态下纠正乳头混淆问题。

(4) 生理性厌奶

生理性厌奶宝宝的特征是发育正常，精神很好，只是暂时减少进食乳汁，一段时间后自行恢复食欲。这种现象大多发生在宝宝4～6个月，有的宝宝在3个月大时便有厌奶现象。厌奶期会持续多久因人而异，从1～2周到6个月都有。生理性厌奶也不是每个宝宝都会发生。

43. 发生生理性厌奶怎么办

生理性厌奶分2个阶段：第1阶段通常是在宝宝4个月左右的时候。4

个月的宝宝，可能添加了辅食，比较喜欢新口味的食品，而对母乳暂时失去了兴趣。另外，宝宝体内的乳糖酵素开始减少，舌头的味觉也开始产生变化，胃口开始改变。还有宝宝的听觉、视觉都有了突破性的进展，使得宝宝对外界更感兴趣，往往一有风吹草动就去"管闲事"，心思不在吃奶上了；第2阶段通常是在宝宝6～10个月的时候。这个阶段大部分的宝宝在长牙，由于牙龈痛、痒，宝宝往往会在吃奶的时候专注于啃咬奶嘴和奶头，不专心喝奶而导致"厌奶"症状。

另外，一直亲喂的妈妈重返职场前想让宝宝习惯吃奶瓶，部分敏感的宝宝就是拒绝，甚至饿到号啕大哭也不愿意吃奶瓶。这种情况，可以从以下几个方面来改善：① 多换几种奶嘴或奶瓶，尝试找到宝宝喜欢的；② 尝试更换奶粉；③ 大人保持轻松愉快的心情，并不断跟宝宝说明需要吃奶瓶的原因；④ 营造一个安静、不会被干扰的、比较容易专心吃奶的较理想的进食环境；⑤ 适时调整宝宝的吃奶情绪。喂奶前一段时间，不要让宝宝做剧烈的运动。找几个能让宝宝握着就能安心吃奶的道具，到吃奶时就拿出来，让宝宝安心进食。选择让宝宝舒适但受到一定限制的喂奶姿势：舒适而受限制的姿势能让宝宝具有安全感；⑥ 拉长2顿饮食之间的时间间隔。可以根据月龄的不同安排吃奶和吃辅食的时间，喂养不要过于频繁。注意不能用辅食替代喂奶，就算宝宝爱吃辅食，每日仍应保证相应月龄该有的奶量；⑦ 加大宝宝的运动量。以增加宝宝的消耗量，让其产生饥饿需要进食的需求。

44. 夜间喂奶注意事项

（1）不要让宝宝含着乳头睡

为了培养宝宝良好的吃奶习惯以及避免意外发生，妈妈应该在清醒状态下给宝宝喂奶，特别是新生儿。宝宝月龄越小，胃容量越小，喂奶的频率越高，一般需要夜间哺乳。频繁哺乳往往造成新手妈妈身心俱疲，这样的状态下，有的妈妈躺着喂奶时会睡着，甚至为了一夜"太平"，妈妈会干脆让宝宝一整夜都含着乳头。让宝宝含乳头而睡，一方面宝宝难以获得较好的睡眠；另一方面宝宝口腔内的细菌可能经乳管逆行，造成感染，导致妈妈发生乳腺炎或乳头长时间被吮吸造成皲裂。需要注意的是，尚不会翻身的宝宝紧贴疲乏深睡的妈妈可能被妈妈压到或被妈妈的衣物、乳房遮盖住鼻孔，造成窒息。

(2) 灯光不要太亮

夜间哺喂宝宝，室内灯光要暗，同时将互动减到最低程度，尽量不要刺激宝宝使其兴奋，安静地给宝宝换尿布，喂好奶后放宝宝上床睡觉。这样既能保证妈妈与宝宝充足的睡眠，也能逐渐改掉宝宝夜间吃奶的习惯。

(3) 逐渐建立整夜觉模式

如果宝宝夜间熟睡不醒，就要尽量少惊动他，把喂奶的间隔适当延长，逐渐调整、减少夜间授乳的次数，部分3个月大的宝宝，就可以睡整夜觉了，还可以逐渐适当减少宝宝白天的睡眠时间来帮助建立整夜觉的睡眠模式。但是需要注意的是，切不可以为了让宝宝建立整夜觉模式，而随意把配方奶调浓，或者在配方奶、母乳中加入婴儿谷类食品，也不可以随意在6月龄以前的宝宝饮食中添加固体食物。这些做法会影响宝宝的消化系统，导致宝宝体重增加过快，不利于健康。

45. 宝宝长牙了，该如何保护乳头

大多数的宝宝6～9个月大的时候开始长第1颗牙，早的可能4个月左右就开始长牙，也有的宝宝会比较晚。长牙的时候因牙龈痒痛，宝宝可能会有情绪上的烦躁不安，会去咬放入他们嘴巴里的任何东西，包括妈妈的乳头。

如果被宝宝咬，建议妈妈要镇定，不要尖叫，否则让宝宝们误以为

这是一种"游戏",甚至乐此不疲,那就麻烦了。妈妈应轻按宝宝的下巴,使宝宝嘴巴张开,把乳头从宝宝的嘴巴"解救"出来,查看有无破损。如果无破损,可以让乳头稍作休息后继续喂奶;如果有破损,则应暂停亲喂该侧乳房,通过手排或吸奶器泵奶的方式移除乳汁,避免乳汁淤积及宝宝口腔内细菌感染伤口。对于破损的伤口,妈妈可以通过局部涂抹莫匹罗星软膏、金霉素眼膏、乳头修复霜、青石软膏等药膏帮助修复。另外,妈妈在"解救"或处理乳头时,可以尝试温和而坚定的语调及表情告诉宝宝:"不可以!妈妈会痛的!"(宝宝其实能听懂)。非进食时段,还可以为宝宝们准备合适的牙胶、磨牙饼干等,帮助宝宝缓解牙龈痒痛。

第3章

扫清哺乳路上的"拦路虎"

如何做
合格的哺乳妈妈

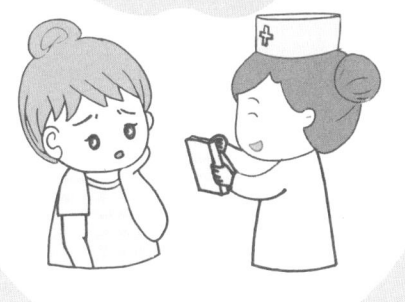

46. 乳头凹陷、过大、过小

常见的乳头发育异常包括乳头凹陷、乳头过大或乳头过小等情况。

（1）乳头凹陷

根据凹陷的程度可以分为3度（图12）：① Ⅰ度凹陷：乳头部分凹陷，用手轻易将乳头挤出，乳头大小与正常相似；② Ⅱ度凹陷：乳头全部凹陷在乳晕之中，但仍可挤出乳头，乳头大小较正常偏小；③ Ⅲ度凹陷：乳头完全埋于乳头下方，挤压后乳头不能复出。简单的形容就是：Ⅰ度半"露头"，Ⅱ度勉强可"露头"，Ⅲ度完全不"露头"。

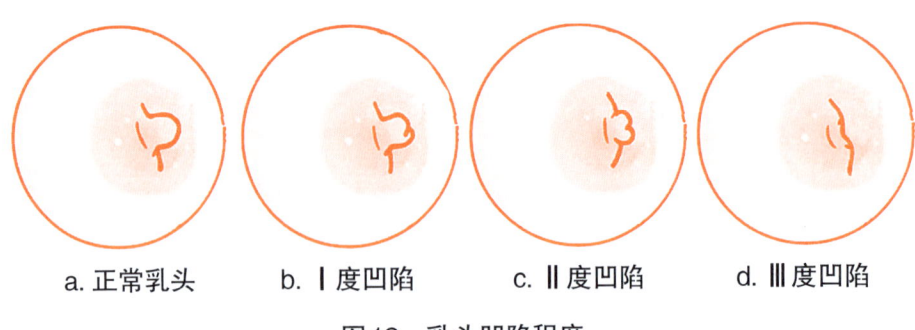

a. 正常乳头　　b. Ⅰ度凹陷　　c. Ⅱ度凹陷　　d. Ⅲ度凹陷

图12　乳头凹陷程度

Ⅰ度乳头凹陷大多不影响哺乳，妈妈可以通过一些小技巧使哺乳更加顺畅，同时还能锻炼乳头乳晕区的皮肤耐受度。比如在怀孕4～5个月起每天尝试牵拉乳头，将乳头轻轻挤出，一侧提拉2～3分钟，但要注意有无宫缩，如果有宫缩要及时停止牵拉。Ⅰ度乳头凹陷的妈妈不要过于担心，适当的手法和宝宝的吸吮可能还会使乳头不再凹陷；Ⅱ度乳头凹陷的妈妈，可以尝试牵拉乳头及喂奶，但不一定能成功；Ⅲ度乳头凹陷的妈妈，一般不能顺利哺乳。

（2）乳头过大

刚出生的宝宝嘴巴较小，容不下过大的乳头，更不要说部分乳晕了。这样的妈妈可以在早期尝试吸奶器或手法排乳，待宝宝逐渐长大后再尝试亲喂，如果宝宝一直难以吸乳，那么就吸奶器或手法排奶也是可以的。

（3）乳头过小

乳头过小可能会影响排乳速度，但大多仍可亲喂，这时妈妈要注意及时排奶，尽量避免乳汁过度充盈造成的乳汁淤积、乳腺炎等。

47. 有副乳腺的妈妈可以哺乳吗

副乳腺，是指正常的一对乳房之外，再出现的多余乳房，是先天形成的，最常见的部位是腋下，还可见于胸部、腹部、颈部等处。大多数的副乳腺仅有乳腺组织，极少数还能看到乳头。副乳腺的乳头在哺乳期不会有乳汁溢出，所以理论上对哺乳没有影响。但是部分妈妈副乳腺的乳腺组织较为发达，在生产后前几天出现生理性胀奶的时候，副乳腺也会生理性胀大，疼痛不适，特别是腋下的副乳腺比较容易出现上述症状，如果出现这样的情况，妈妈要知道这是生理性改变，一般3～5天后涨大的副乳腺会缩小，疼痛会改善，不需要过度处理。

48. 孕前发现乳腺结节影响哺乳吗

乳腺结节，是指大小不一的圆形、卵圆形、扁圆形等局限性隆起，是否影响哺乳，要看其数量、位置等。如果结节较小，比较孤立，离乳头、乳晕区较远，往往不会影响哺乳；若多个乳腺结节相互融合成块或成片，离乳头、乳晕区较近，则可能影响乳汁的排出，或造成乳汁淤积等。

小 贴 士

需要注意的是，结节是一类乳房疾病的局部表现，如有发现乳房结节，需至乳腺专科就诊，必要时行相关检查，以排除恶性疾病，或行相关治疗，避免贻误病情。

49. 乳腺癌保乳术后，可以哺乳吗

从疾病本身来说，如果经过专科评估可以怀孕了，那么就不影响哺乳。乳腺癌保乳手术对哺乳的影响主要是手术过程中对部分乳腺组织的切除，可能会导致泌乳组织减少、排乳不畅；另外，保乳术后经历局部放射治疗的患者，也可能会造成泌乳减少。所以，对于乳腺癌保乳术后的妈妈，我们建议可以尝试哺乳，顺利的话则继续，不顺利的话则改配方奶喂养。

50. 妈妈乳房小会影响泌乳吗

对于胸部较平坦的妈妈会担忧产后泌乳量不够宝宝需求。但是，泌乳量并不和乳房大小成正比的，过大的乳房可能是脂肪的填充，而脂肪是没有泌乳作用的，主要还是看乳腺腺体是否有充分的发育。如果腺体发育完善，即使脂肪较少，乳房较小，也是可以分泌充足乳汁，但如果妈妈本身腺体组织就很少，还是会影响泌乳的。所以，若孕前乳房确实较小，不妨做佛系妈妈吧，产后试着喂奶，够吃最好，不够吃也不必去折腾。

51. 隆乳术后，可以哺乳吗

丰胸术填充的材料一般有3种：硅胶、玻尿酸、凝胶。硅胶和玻尿酸

较为安全，是目前广泛使用的丰胸材料；凝胶一般是指聚丙烯酰胺水凝胶，俗称"奥美定"，因被报道对人体有伤害，目前已基本不用。

硅胶丰胸，一般正规手术操作不破坏乳腺腺体，理论上不会对哺乳造成不良影响，生产后可以正常哺乳。但是，有些机构因手术操作不当，造成硅胶假体位置错放，这会对哺乳造成不良影响。

玻尿酸，是目前大多数注射隆胸的所选材料。如果注射位置符合要求，一般对哺乳无不良影响，但是注射隆胸的技术也是鱼龙混杂，很难说清，建议孕前进行乳房磁共振成像检查，确定注射位置无误后可以尝试哺乳。

奥美定，几十年前风靡一时的丰胸材料，目前因为安全性问题已被叫停，但是临床偶尔还会碰到奥美定注射隆胸后遗乳腺问题的患者，对于这些妈妈，建议谨慎哺乳。

52. 乙肝携带者，可以哺乳吗

首先，乙肝携带者这一概念现在已经不太被提及。得益于乙肝疫苗的普及，乙肝携带者人数已经大大减少。乙肝携带者的严格定义是指肝脏彩超正常、肝功能正常、乙肝大三阳、乙肝病毒DNA阳性，病毒高载量大于5次方的乙肝病毒感染者。母婴途径确实是乙肝传播的方式之一，但相关文献报道显示：如宝宝出生后12小时内就立即进行免疫预防接种，那么接受乙肝携带妈妈的母乳喂养并不会增加婴儿感染HBV（乙型肝炎病毒）的风险。强调一下，如果妈妈正在接受抗乙肝病毒治疗（一般妊娠期推荐使用B类抗病毒药物），因为哺乳期间不确定乳汁药物含量是否对婴儿造成影响，所以建议咨询肝科医生决定是否继续哺乳。

但是，是不是只要宝宝出生后进行了免疫预防就一定会没事呢？也不尽然。由于宝宝免疫系统尚未健全，仍有存在免疫漏洞的可能。如果母亲乳头皲裂出血，乳汁中混有HBV的血液侵入婴儿破溃的口腔、消化道黏膜，进一步进入宝宝血液循环，就会导致感染。因而，除了免疫预防，携带乙肝病毒的妈妈若想进行母乳喂养，还需要注意保证正确的母乳喂养方式、乳房护理及宝宝口腔、黏膜护理，避免母婴之间的体液传播。

为防止妈妈乳头出血及宝宝口腔、消化道黏膜破损，建议妈妈哺乳时候注意以下几点：① 如果妈妈要终止喂奶，用手指轻轻按压宝宝的下颌，让宝宝自动吐出乳头，不要强行将乳头拉出，这样会损伤乳头；② 妈妈若发现有乳头皲裂的情况，先暂停哺乳，待乳头修复后再继续亲喂；③ 密切关注宝宝口腔及消化道情况，如果发现宝宝患有鹅口疮、口腔溃疡、口腔疱疹或出现腹泻等胃肠道不适时，应暂停哺乳，治愈后再继续哺乳；④ 宝宝出牙期易咬伤乳头，哺乳时，尤需注意保持正确的喂养姿势。

53. 糖尿病患者，可以哺乳吗

糖尿病妈妈一般有两种情况，一种是孕前已患有糖尿病；另一种是孕期发生的糖尿病。糖尿病患者是否可以哺乳，要充分考虑妈妈的血糖情况和降糖方案。

如果是孕前已患有糖尿病，产科医生往往会在孕初期建议改降糖方案为注射胰岛素，部分存在胰岛素抵抗的妈妈可能会被推荐联合使用二甲双胍。这部分妈妈在产后若想母乳喂养，推荐继续使用胰岛素或胰岛素＋二甲双胍的降糖方案，这2种药物都属于L1级（美国儿科学教授托马斯·W.黑尔提出的哺乳期药物危险分级系统，认为L1级最安全）降糖药物。

如果是妊娠期糖尿病的妈妈，根据血糖值的具体情况，产科医生一般首选饮食控制＋运动，若血糖仍不达标，会酌情使用妊娠、哺乳期相对安全的胰岛素或胰岛素＋二甲双胍的方案。无论哪种情况，如果血糖控制不佳，换用其他降糖方案的话，可能就不太适合哺乳了。

54. 患有甲状腺疾病，可以哺乳吗

甲状腺疾病对母乳的影响，一般还是控制疾病的药物对母乳的影响。需要长期吃药的往往可分为两大类：一是需要药物来维持甲状腺功能；二是需要药物来抑制甲状腺功能。前者多见于甲状腺部分或完全切除术后，后者多见于甲亢。

对于需要药物来维持甲状腺功能的患者，往往孕前即被要求监测T3、T4、TSH等甲状腺激素水平，在合理的甲状腺激素水平下才会被允许怀孕，维持正常甲状腺激素水平所吃的优甲乐不影响哺乳。

小 贴 士

对于需要抑制甲状腺功能的疾病，常见的药物有赛治和丙硫氧嘧啶片。赛治一般在哺乳期不推荐使用，如果需要用，需要服药后间隔4小时以上再哺乳；丙硫氧嘧啶认为可在哺乳期使用，但是有个别病例报道其影响婴儿的甲状腺功能，故应对婴儿进行特别监视。对于哺乳妈妈需要药物抑制甲状腺功能时，具体用药选择和剂量建议咨询内分泌科医生的意见。

55. 患有高血压，可以哺乳吗

同糖尿病一样，高血压妈妈一般也有2种情况，一种是妊娠前已患有高血压；另一种是妊娠期出现的高血压。

对于孕前已患有高血压的妈妈，常规控制血压值即可。而对于收缩压≥140 mmHg和（或）舒张压≥90 mmHg的妊娠期高血压妈妈，一般建议及时、尽早控制血压，有效预防重度高血压、重度子痫前期的发生。

同时强调平稳降压，避免过度降压，这样才不会影响胎盘灌注，也不会导致胎儿生长受限。至于如何降压，具体可遵产科医生的建议。有文献报道，患者产后45天复查时，80%的患者可恢复正常。对于产后未能恢复正常血压的患者，建议按照产前方案给予降压药物控制。

高血压妈妈是否能哺乳，主要取决于降压药物的选择，如果选择对母乳影响小的螺内酯、卡托普利等药物，就能很好控制血压，那么完全可以正常哺乳。

56. 患有系统性红斑狼疮、干燥综合征可以哺乳吗

系统性红斑狼疮、干燥综合征等疾病属于免疫系统疾病，好发于女性，对于这部分妈妈，风湿免疫科专科医生建议，需根据病情、耐受度等选择治疗方案，用药比较复杂，不管是怀孕还是哺乳，需要在风湿免疫科专科医师和产科医生的共同指导下选择相应的治疗药物及剂量。

57. 宝宝患有母乳性黄疸，需要停喂母乳吗

新生儿黄疸是很常见的，大约有50%的宝宝出生后会发生不同程度的黄疸。新生儿黄疸的原因有很多，包括生理性、病理性黄疸，母乳性黄疸等。

一般纯母乳喂养或以母乳为主喂养的新生儿，排除其他原因导致的黄疸，生长发育良好，停止母乳喂养迅速退黄，即可诊断为母乳性黄疸。发生母乳性黄疸后，是否继续母乳喂养，主要看宝宝"黄"的程度：当血中胆红素＜256.5 μmol/L，不需要停母乳；血中胆红素超过15 mg/dL，可暂停母乳3天改配方奶喂养，黄疸基本上可以下降一半以上，黄疸减轻以后，可以继续母乳喂养；当血中胆红素＞342 μmol/L时，则需加用光疗。

58. 宝宝舌系带短如何顺利母乳喂养

舌系带是指张开嘴巴翘起舌头时在舌底和口底之间的一薄条状组织。舌系带正常时，舌头活动自如，舌尖能自然地伸出口外，或向上舔到上齿龈。舌系带过短时则舌头不能伸出口外，舌头伸不到上唇，伸出的舌头呈倒"M"字形，舌头向外伸的时候，舌尖呈现"V"形，或者又厚又方，舌头不能舔到口腔上颚，不能在嘴巴里灵活移动，无法发出正确的唇音或卷舌音。宝宝若想吮吸到乳汁，需要通过舌头来包绕乳头、乳晕周围形成密闭空间，通过负压"泵"出乳汁。如果舌系带过短，会影响宝宝形成密闭空间，难以顺利吮吸。那么，如果宝宝舌系带过短，还能母乳喂养吗？

舌系带过短是可治疗性疾病，如果引起宝宝吮吸障碍时，可以至儿童口腔科就诊，选择恰当的时机予以手术纠正，纠正后可正常进行母乳喂养。但在纠正之前，如果宝宝舌系带过短，需要注意以下几点：① 妈妈最好选择坐姿来哺喂宝宝，方便观察宝宝口腔含接乳头、乳晕的状态；② 妈妈可以将哺喂侧的脚踩在高度合适的小凳子上，将宝宝的头部搁在哺喂侧的大腿上（图13），还可以在妈妈的大腿和宝宝头部之间垫枕头等，目的都是为了能让妈妈的乳房和宝宝嘴巴之间能够较轻松的衔接；③ 刺激宝宝口腔周围，待宝宝嘴巴张大时再将乳头和大部分乳晕送入宝宝口中；④ 观察宝宝的吮吸状态，若为无效吮吸，及时调整宝宝与妈妈乳头、乳晕之间的含接。

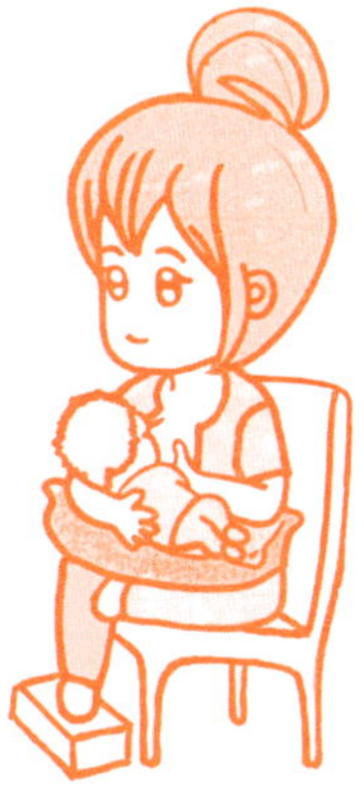

图13 哺乳一侧的脚踩在小凳子上

· 小 贴 士

需要注意的是，舌系带过短的宝宝容易因上颚摩擦等原因使妈妈的乳头发生破损，所以妈妈需要在哺乳后观察乳头有无损伤，如有损伤需要注意及时清洁、涂修复霜等帮助破损修复。

59. 宝宝乳糖不耐受，还能喂母乳吗

乳糖不耐受又称乳糖酶缺乏症，主要表现为宝宝腹泻、大便次数多，这样的腹泻并不是因为存在细菌感染，而是由于宝宝消化系统乳糖酶分泌不足，不能完全消化分解母乳或牛乳中的乳糖所引起的。

如果宝宝存有乳糖不耐受，还能喂母乳吗？答案是肯定的。如果宝宝经专科诊断，确实存有乳糖不耐，妈妈可以遵医嘱在宝宝的母乳中添加适量的乳糖酶滴剂，补充足够多的乳糖酶来分解消化母乳中的乳糖，同时帮助刺激宝宝肠壁自己分泌乳糖酶，改善宝宝消化系统对乳糖的适应能力。需要强调的是，乳糖不耐受不是单纯靠宝宝大便次数多、大便稀就能被"扣上帽子"的，如果妈妈怀疑宝宝存有乳糖不耐受，需要带宝宝至专科就诊。

60. 宝宝肠绞痛和母乳喂养

宝宝胃肠系统娇嫩，初期发育不完善，肠绞痛较常见，主要表现为宝宝时不时哭闹，常规的安抚不能缓解，一般放屁后会自行停止哭闹，"飞机抱"也可能帮助缓解。很多时候我们都认为这是宝宝生长发育过程中需要闯的"关"，虽然是宝宝自身发育问题，但也和妈妈不恰当哺乳也有关联。妈妈在哺乳过程中需要注意以下几点以避免宝宝肠绞痛：

（1）按需哺乳

不要刻意按照月龄推荐量或者参考其他宝宝的量来决定自己宝宝的进食量，因为饥饿或过度喂养状态，都可能会增加胃肠道的消化负担，从而出现类似肠绞痛的表现。

（2）建议先吸空一侧乳房，再吸另一侧，切忌两侧乳房频繁换喂

一次哺乳过程中，前半程的奶，我们称之为"前奶"，含水、碳水化合物（糖分）比较多，脂肪和蛋白质比较少；后半程的奶，我们称之为"后奶"，蛋白质和脂肪比较多，碳水化合物比较少。如果在哺喂的过程中频繁换侧，会使得宝宝吃到的乳汁主要含有碳水化合物，而这突如其来的糖分可能让宝宝一下子难以消化，就会感到不舒服，表现出哭闹、打嗝、脾气暴躁等肠绞痛症状。

（3）哺乳后注意恰当地拍嗝

宝宝在吃奶的过程中容易同时吸入空气，所以喂奶后要注意拍嗝排出胃内空气，避免空气滞留于胃肠道走窜引起肠绞痛。吸入空气引起的肠绞痛症状，往往在宝宝放屁后缓解。

（4）哺乳妈妈的饮食要合理

如果宝宝有肠绞痛症状，建议妈妈少吃豆类等易产气的食品。另外，妈妈可以观察自己是否有进食了某些食物后宝宝肠绞痛加重的情况，如果有，建议少吃甚至不要吃这些食物，因为妈妈进食的某些食物可能会导致宝宝肠道过敏，出现类似肠绞痛的症状。

61. 改善乳房肿胀的好方法

哺乳期间，很多新妈妈乳房会肿胀疼痛的厉害，通过适当手法可以缓解疼痛。

（1）按摩法

按摩前用热毛巾做热敷，一只手指端并拢托住乳房，另一只手从乳房根部向乳头方向按摩，双手交替反复进行，同时轻轻拍打、抖动，直至肿胀的乳房变软无硬结、乳汁通畅为止。注意热敷乳房时，防止烫伤皮肤，按摩乳房时用力不可过大，手不要在皮肤上滑动，以免损伤。

（2）挤奶法

对于按摩后仍淤积在乳房及乳头处的乳汁可以采用挤奶法。将大拇指放在离乳头根部 2 cm 处的乳晕上，其他四指放在拇指的对侧，有节奏地向胸壁挤压放松，如此反复，依次挤压所有的乳窦（位于乳晕下，用以储存乳汁），直至乳腺管内乳汁全部排出。

62. 乳头皲裂的预防及处理

乳头皲裂的原因有很多：母乳不足，乳头娇嫩，没能掌握正确的哺乳姿势，新生宝宝用力吸吮等，这些都会导致乳头皲裂。

（1）预防

每次喂奶控制在 30 分钟以内，哺乳时要让宝宝含住乳头和大部分乳晕，喂奶前可以先挤一点奶出来，这样乳晕会变软，有利于宝宝吮吸。

（2）处理

如果乳头已经皲裂，妈妈可以每天用熟的食用油涂抹伤口处，促进伤口愈合；也可以用晾温的开水洗净乳头破裂部分，或在医生指导下涂以 10% 鱼肝油铋剂。如果乳头破裂较为严重，应停止喂奶 24～48 小时，或用吸奶器和乳头保护罩，使宝宝不直接接触乳头，也可直接挤到消毒过的干净奶瓶里来喂宝宝。

63. 乳头白点的处理

哺乳期乳头白点往往是奶痂或是被宝宝吸吮后浮起的上皮。前者的形成，往往是由于乳汁比较稠厚。对于已经形成的白色奶痂，建议妈妈以油脂类的无害物质浸泡局部后再擦拭，比如以橄榄油浸润5分钟左右，再以软毛巾蘸温水擦拭，擦掉后立即挤出部分乳汁以冲洗局部，再予以乳头修复霜等涂于局部，起到保护、修复作用。有些妈妈觉得先浸润再擦拭有点麻烦，直接拿75%的酒精棉球擦拭，也是可以的，但是注意擦拭后需要以清水擦拭后再涂抹相应介质以保护、修复乳头。为了避免再次发生，妈妈需要注意调整饮食结构及评估钙片是否一定需要补充，以减少发生乳汁凝滞于乳头的概率。

对于上皮浮起而形成的白点，往往需要将白点挑开，挤出乳汁冲洗局部，再涂抹莫匹多星软膏、金霉素眼膏等，保护浅表溃疡面，避免感染，促进修复。挑开前须注意局部清洁消毒，75%的酒精或者碘伏擦拭都可以。这样的妈妈尤须注意调整宝宝与乳头的含接，避免因吮吸不当造成"乳头白点"。

64. 哺乳期妈妈的睡姿

哺乳期妈妈的睡姿并不需要固定的方式，只要妈妈觉得舒服，不要长时间维持一个姿势。但不建议妈妈趴着睡觉，因为这种睡姿会对乳房形成大面积的压迫，从而造成乳汁淤积，侧卧位时需要注意不要挤压乳房。

65. 乳腺念珠菌病

哺乳时乳头、乳房疼痛的一个常见原因是念珠菌感染，其中大多数为白色念珠菌感染。念珠菌是人类阴道及胃肠道的常驻真菌，也是真菌感染的主要致病菌。鹅口疮就是常见的婴幼儿口腔念珠菌感染。

乳腺念珠菌病常见表现为：哺乳时或哺乳后双侧乳房乳头针扎样或烧灼样剧痛，可放射至整个乳房甚至后背，调整喂养姿势后，每次哺乳时或哺乳后仍会出现剧烈疼痛且持续；乳头可表现为亮红色、湿疹样改变，可伴有脱屑、乳头发痒；乳头、乳晕皮肤褶皱处有白点，严重者甚至出现乳头皮肤或基底部破裂，不易愈合，连衣服的摩擦都觉得疼痛；严重者还会有发热等全身症状。

奶瓶、吸奶器、安抚奶嘴等都有可能成为乳腺念珠菌病传播的工具，做好以下几点可有效预防感染：这些物品需每日高温消毒；内衣、床铺和尿布在用热水清洗时可加入一点醋，能够更好地去除念珠菌；每次哺乳前应清洗婴儿双手，哺乳后及时更换防溢乳垫；尽量使乳头暴露在空气中，多照射阳光，并保持干燥。

66. 哺乳期乳房疼痛

部分妈妈哺乳期出现乳房疼痛，但乳房并无结块、乳头破损等异常，乳房B超可能也仅提示哺乳期改变。这样的乳房疼痛可能是乳管痉挛所致，即乳汁的充盈、排出使乳管有相应的扩张、收缩引起乳房疼痛。如果排除乳腺炎的情况，一般建议哺乳后热敷乳房，以继续维持乳管的扩张状态，待乳房再次有微胀感时停止热敷。也可以进行具有缓急止痉功效的中医药治疗。

67. 预防急性乳腺炎

预防急性乳腺炎的发生，关键在于以下几点：

（1）保持乳头、乳晕清洁

妊娠早期，经常用温水清洁两侧乳头；后期每日清洁1次；喂奶前后需清洁乳头。

（2）乳头内陷

应在产前开始矫正，可通过牵拉乳头，或乳头内陷矫正器等予以矫正。

（3）正确哺乳

避免婴儿含乳头睡觉；每次哺乳尽量让婴儿将乳汁吸尽，如有淤积，及时用吸乳器或手法排乳帮助乳汁排出。

（4）防止乳头破损

乳头如果被宝宝吸破或出现皲裂，可用芝麻油、橄榄油等局部涂擦；注意婴儿口腔卫生，及时治疗婴儿口腔炎；胸罩内可垫1块柔软、吸水性强的细布，以防乳头擦伤。

68. 急性乳腺炎，一定要停止哺乳吗

（1）初期

一般不需要停止母乳喂养，因为停止哺乳不仅影响婴儿喂养，而且还会增加乳汁淤积的可能。所以，在乳房感到疼痛、肿胀甚至局部皮肤发红的初期，不但不要停止母乳喂养，反而要勤给宝宝喂奶，让宝宝尽量把乳房里淤积的乳汁吸出，让乳房达到松软状态。必要时可借助手法排乳或吸奶器吸奶等方法，尽量将乳汁排空，促进早期炎症的缓解。

（2）伴发高热

乳房B超提示乳腺炎，建议用药前询问医生服药期间是否可以哺乳，停止哺乳后需间隔多长时间恢复哺乳等。但一定要注意，停止哺乳不代表停止排乳，在此期间仍要定期进行手法或吸奶器排乳，在有明显奶胀感时不可中断排乳操作。

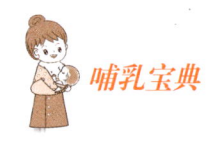

（3）脓肿形成

一般建议患侧乳房停止哺乳，并通过手法排乳或吸奶器抽吸的方法尽量将乳汁排出，避免乳汁残存引起新的感染，与此同时，仍可以用另一侧健康乳房的母乳亲喂孩子；如已进行脓肿切开引流或穿刺抽脓治疗，为促进伤口尽快愈合，多数建议药物回乳，以防止新的乳汁不断产生，影响预后；部分患者脓肿范围较小、脓肿距离乳头较远，也可根据专科医生的经验，尝试不回奶治疗。

69. 患急性乳腺炎期间的饮食注意事项

- 宜食清淡而富含营养的食物，如西红柿、青菜、黄瓜、鲜藕、荸荠、赤小豆、绿豆、橘子、香蕉、苹果、金橘等。
- 宜食有通乳作用的食物，如猪蹄、鲫鱼、乌贼鱼、虾、黄花菜、丝瓜、赤小豆、花生、芝麻等。
- 宜多食清热散结之食物，如黄花菜、芹菜、丝瓜、苦瓜、油菜、西红柿、莲藕、茭白、茼蒿、黑木耳、海带等。
- 忌燥热、辛辣刺激食物，如韭菜、辣椒、芥末、酒等。
- 忌热性、油腻食物，如肥肉、海蟹以及油条、麻花等油炸糕点。
- 忌食发物，如猪头肉、羊肉等。

70. 哺乳期生病能否用药

虽然大多数的妈妈在孕期、哺乳期，机体免疫力较高，不太容易生病，但人吃五谷杂粮，偶尔感冒的也是在所难免的，那么，生病的妈妈就得扛着不要用药吗？

这俨然太过简单粗暴。美国儿科学会和一些药物研究组织建议并给出哺乳期用药原则，供妈妈参考：

- 尽量局部用药。
- 尽量避免长效、缓释和复方的药物，可以使用代谢较快的短效药物。
- 早产儿的妈妈使用药物更加要小心谨慎，因为早产儿器官系统发育不完善。
- 服药后注意宝宝有无药物不良反应，如嗜睡、易激惹等。
- 不要随意用药，用药前一定要咨询相关医生。

妈妈在哺乳期生病时常见的可使用药物有：

- 治疗发热：推荐使用布洛芬、对乙酰氨基酚，避免使用阿司匹林。哺乳期解热镇痛药物使用（附录表1）。
- 治疗咳嗽：可以使用布地奈德、氨溴索；尽量不用右美沙芬；避免使用可待因。
- 常用抗生素：首选青霉素和头孢类抗菌药物，用药期间可以继续哺乳（附录表2）。
- 常用抗过敏：首选氯雷他定；谨慎使用西替利嗪、氯苯那敏。
- 拔智齿、脓肿切排等所需麻药：首选利多卡因或阿替卡因；智齿发炎首选青霉素类或头孢类抗生素，慎用甲硝唑。

附录表2是我们罗列哺乳期常见药物分级清单，以供妈妈参考。这是美国儿科学教授托马斯·W.黑尔提出的哺乳期药物危险分级系统，认为L1级最安全；L2级较安全；L3级中等安全；L4级为可能为危险；L5级为禁忌，具体如下：

尽量选择L1级和L2级的药物，使用时一般不需要停止哺乳，但要注意药物的说明书中哺乳期用药注意及警告事项。

小贴士

对于一些有特殊基础疾病的妈妈，比如系统性红斑狼疮、甲亢等，建议咨询相关专科医生了解药物的使用情况及对哺乳的影响。

强调一下，不管是何种情况下，妈妈都应该咨询专业的医生或药师，在专科医生的指导下服药。

71. 哺乳期用药，要避免这些误区

（1）妈妈随意停药

不要觉得用了药就一定不能哺乳，或者哺乳就一定要停药。对于基础疾病，比如糖尿病、高血压、哮喘、红斑狼疮、甲状腺切除术后等，需要药物维持时不能随意停药，否则会引起病情反复甚至加重，至于维持用药期间是否可以哺乳，需遵循专科医生的建议。

（2）宝宝生病，妈妈代替宝宝吃药

看起来正确，却是误区。有些妈妈甚至理直气壮地问，这和宝宝湿疹，妈妈需要少吃海鲜、高蛋白饮食不是差不多吗？虽然几乎所有存在于母亲血液中的药物都可进入乳汁，但是药物由母体血浆到乳汁必须通过"血/乳屏障"，而妈妈口服的药物在经历一系列复杂转运后，最终汇集到乳汁并真正进入婴儿体内的药量和药效并无明确判断，所以，妈妈帮宝宝吃药的做法是不可取的。

（3）哺乳期生病，药量减半

减量后有时不但不能治病，反而会帮某些疾病的病因升级，因此，如果生病期间考虑哺乳，那么可以选择安全的药物，或是药物效能内的最小剂量，而不应该随意减半。

（4）中药没有不良反应，吃了也没事

目前还没有哪类药物可以明确没有任何不良反应，维生素C吃多了也有不良反应。中药，在很多老百姓的心目中是没有不良反应的，而实际上中药很多成分不明，不同个体使用后的反应不一，有的可能会产生比较严重的后果。所以千万不要哺乳期生病后随意服用中药，如需服用，仍要在医生指导下进行。

(5)哺乳期很忙，想起来才吃药

药物发挥作用是需要一定的血药浓度的，而药物本身有其半衰期，简单来说，服药时间要和哺乳时间相结合，才能保证药物对宝宝没有影响，所以应当按照医嘱或者药物说明书规范服用，不能随心所欲，想起来才吃。

(6)激素不好，即使外用，也坚决不用

有的妈妈可能是过敏体质，哺乳期间也被烦扰，比如过敏性鼻炎，喷嚏不断，但是为了正在吃奶的宝宝，往往是死死抗住，坚决不用药，哪怕是外用的。而实际上母体局部用药对婴儿产生的影响要比口服和注射小很多，妈妈可以在医生的指导下安全使用，症状改善对自己的宝宝也是有帮助的，不是吗？

第4章

科学断奶，妈妈宝宝离乳不离爱

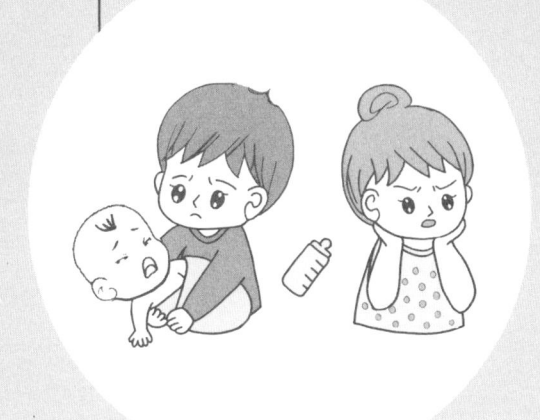

72. 职场妈妈，如何应对背奶

虽然说直接亲喂，宝宝喝到的乳汁最新鲜、温度最合适、营养最全面，但当面临某些原因不能亲喂时，背奶也成为妈妈在哺乳期最常面临的事儿之一。

背奶需要准备哪些工具呢？一般建议准备吸奶器（习惯手挤的妈妈除外）、母乳储存袋或储存瓶、冰包和蓝冰（蓝冰使用前应冷冻储存）、防溢乳垫（漏奶的妈妈需要）。

背奶还应注意以下几点：

- 尽量规律地泵奶（挤奶）。妈妈最好对自己每日的工作安排做到心中有数，并做好准备，尽量预留出固定的、足够的时间去泵奶或挤奶。一方面乳汁的分泌受神经、内分泌等因素调节，有一定的节律，不要随意打乱而影响乳汁的产量；另一方面如果胀奶后不能及时排出，可能会导致漏奶、奶结、乳腺炎等尴尬、痛苦甚至影响母乳喂养的问题发生。建议需要背奶的职场妈妈至少3~4小时移除乳汁1次，每次15~30分钟。如果背奶的妈妈实在时间紧迫，可以让乳房至少发生2次奶阵，约8分钟的时间，这样可以排出乳房中大约75%以上的乳汁。

- 适宜的排奶空间。虽然现在机场、商场等很多公共场所都有母婴室，但并不是所有的工作单位都有这样的条件，不管怎样，妈妈都要为自己寻找并建立一个适宜的背奶空间，最起码要能够保护隐私、干净。

- 适当的泌乳刺激。泌乳反射也受到情感的刺激，比如哺乳期妈妈听到孩子的哭声可能就会有乳汁流出来，而背奶妈妈排奶的时候往往宝宝并不在身边，如何有情感的刺激呢？建议妈妈不要在排奶的时候老是盯着奶瓶上的刻度线关注已经排出多少了，而是在脑子里想想自己宝宝可爱的面庞、憨态可掬的动作或者看宝宝的照片、视频等来刺激泌乳。

- 乳汁的运输。妈妈辛苦背奶当然是为了宝宝能吃到母乳，所以挤出的乳汁一定要安全储存及运输，避免细菌感染而浪费。关于乳汁的运输,建议妈妈以保温袋内放置蓝冰来保证袋内温度在15℃以下,并且到家后立即放置于冰箱内冷藏或冷冻。注意储奶袋上要做好时间标识,精确到分钟,保温袋不需要很大,能放下储奶袋和蓝冰即可。

73. 断奶的合适时间

从营养和食品安全的角度,宝宝1岁之前不应该断奶,而1岁之后,如果妈妈愿意,也可以继续哺乳,这对宝宝的身心发育都有好处。因此,并不存在一个"应该断奶"的时间。什么时间断奶,应该综合考虑宝宝生长发育情况和日常照料安排。

世界卫生组织建议,6月龄的宝宝以纯母乳喂养,6月龄～2周岁期间可以继续母乳喂养,但是要添加辅食,因为这个时候仅靠母乳的营养已经不能满足宝宝生长发育的需求了。但如果妈妈不想喂了,也不必有压力,随时可以断奶,只要方式科学,做到尊重宝宝,方便妈妈就好。

74. 断奶要循序渐进,不能快刀斩乱麻

随着宝宝逐渐长大,每日依偎在妈妈怀中软软糯糯吸奶的日子将成为永远的回忆,心理学家将断奶过程称为第二次"母婴分离"。传统的断奶方式是当决定给孩子断奶时,就突然中止母乳,或者采取母亲与宝宝隔离几天的方式。但是,把断奶理解为一个截断过程是错误的,部分宝宝可能会因为营养摄入不足和精神上的不安而出现消瘦、抵抗力下降、感冒、腹泻等情况。因此,给宝宝断奶一定要有耐心。

断奶时季节的选择也很重要。夏季天气炎热,宝宝由于饮水较多,胃口不佳,此时断奶容易发生消化不良、腹泻,增加辅食和配方奶会加重宝宝的胃肠负担,不利于顺利断奶;冬季气温较低,宝宝容易着凉感冒。因此,断奶最好选择春、秋两季,不仅气候舒适宜人,而且宝宝的

食欲较好。

断奶是一个循序渐进、顺其自然的过程，在这个过程中，我们可以锻炼宝宝的消化吸收能力，同时，断奶不宜拖延反复，也不宜操之过急，应注意以下几点：

（1）按时添加辅食

逐渐用多样化的食物来替代喂养。

（2）逐步减少喂奶的次数

在断奶初期，可以选择母乳和配方奶搭配的方式，逐渐减少母乳量，再逐步减少喂奶次数，一般先从减少白天的喂奶次数开始。宝宝在白天更容易被外界环境吸引注意力，这时减少喂奶次数，用奶制品或者辅食代替，容易被宝宝接受。

（3）完全断奶后杜绝再次喂奶

完全断奶后要杜绝再次喂奶，否则会造成宝宝情绪不稳、夜间哭闹和不爱进食，但是妈妈要陪伴在宝宝身边，给予关心和爱抚。因为断奶不仅是饮食习惯的改变，也是宝宝的一次情感危机，国际母乳协会认为，处于断奶期的宝宝更需要妈妈的关爱和抚慰。

小贴士

需要注意的是，妈妈在回奶过程中，要注意不吃个体来说比较容易发奶的东西，比如有些妈妈吃花生、猪脚等奶量会增多，那么回奶过程中应尽量避免进食这样的食物。妈妈还需要注意适当少接触宝宝，因为人是情感动物，乳汁的分泌受到情感刺激，与宝宝的亲密接触会增加泌乳。另外，还可以穿着稍紧的内衣，适当加大乳房导管的压力，通过负反馈调节使泌乳减少，减轻过多泌乳给乳管带来的压力。

总之，断奶是一个循序渐进的过程，可能需要 1～2 个月，甚至更长的时间，面对来自宝宝的各种问题，妈妈一定要做好足够的思想准备。

75. 断奶，哺乳妈妈更需关爱

断奶期间，也需关注妈妈的身心健康。断奶对宝宝的身体、心理、行为习惯有较大的影响，而对妈妈来说，同样也存在很多问题。妈妈断奶后，乳腺仍有一定的分泌，乳汁潴留在乳房内易形成硬块，引发急性乳腺炎。妈妈可以通过一些食物，如山楂麦芽煮水、大麦茶、韭菜等辅助回奶，同时使用吸奶器吸奶，并逐步减少吸奶次数，减少对乳腺的刺激，使乳腺逐渐减少分泌，这样的过程是最舒服的，也最符合女性的生理过程。断奶后的妈妈需要家人的关心、鼓励，宝宝断奶了，妈妈觉得自己不再是宝宝最需要的人，容易形成心理落差，出现心理障碍，甚至抑郁，所以爸爸要多关心妈妈哦。

76. 炒麦芽回奶

麦芽无疑是最广为人知的回奶中药（药食两用），而号称可以回奶的大麦茶，其主要成分就是麦芽。但是，麦芽有炒用和生用之分，哪一种才可以有回奶功效呢？其实，麦芽能否回奶不是取决于生还是炒的炮制方法，而是取决于使用的量。生、炒麦芽均可单独用于回乳，量需达到 60～120 g，煎煮至 300～400 mL，每日分 2 次服用。如果生、炒混用，建议每次用到 60 g，也是煎煮至 300～400 mL，每日分 2 次服用。麦芽需大剂量使用方能回乳，其理论依据是：小剂量麦芽消食化滞，疏肝解郁而催乳；大剂量消散之力强，耗散气血而回乳，所以不建议妈妈用含麦芽的茶包泡水啜饮来回奶，这反而可能越回越多。

小贴士

需要强调的是，乳汁的泌出受多种因素的调节，回奶同样也是多环节参与的过程，有些妈妈可能想着仅靠麦芽就能轻松无痛地回奶，如果抱有这样的想法，往往会失望的。

77. 药物回奶

（1）溴隐亭回奶

溴隐亭能直接作用于垂体，抑制催乳素的分泌，从而减少、抑制泌乳。服用溴隐亭可能会有恶心、呕吐等不良反应，所以服药期间要注意避免迅速而突然的体位改变，比如蹲着猛地站起来，还要避免空腹服药。临床中很多人拒绝溴隐亭辅助回奶的原因在于怕以后生产时泌乳会减少，那么短期使用溴隐亭会影响下一次生产时泌乳吗？答案是不会。药物本身在体内是会被代谢掉的，代谢掉以后不会再发挥作用。另外，辅助回奶往往是短期使用溴隐亭，不会对产生泌乳素的腺垂体产生器质性改变，所以，用溴隐亭辅助回奶不会影响下次生产时的产奶量。

（2）雌激素回奶

雌激素回奶，就是人们常说的"回奶针"，虽然见效快，但目前大多数医生并不推荐使用。"回奶针"使用的药物通常为苯甲酸雌二醇，需要较大的剂量才能抑制垂体前叶催乳素释放，从而减少乳汁分泌，但较大剂量的苯甲酸雌二醇会引起乳腺导管急速收缩，可能会造成乳房变形、萎缩、乳房结节等问题。另外，肝病妈妈也不能使用此类药物，避免增加肝脏负担，对肝脏造成损害。

（3）维生素B_6回奶

维生素B_6确有回奶的作用，其机制类似溴隐亭，但需要大剂量使用，才能发挥回奶功效。大剂量服用维生素 B_6 对胃部刺激较大，服后可能会有头昏、恶心等不良反应，有胃病的妈妈慎用。

78. 断奶的误区

首先，哺乳不仅提供给宝宝生长发育必需的营养元素，同时也是联络妈妈和宝宝之间情感的重要纽带，所以，断奶可能会让宝宝少了一份情感寄托。断奶期间妈妈可以适当多花一些时间来陪伴宝宝，特别是对于比较敏感、依恋妈妈的宝宝，在这个特殊阶段更要照护好宝宝的情感需求。

其次，不建议通过乳头涂辣椒水、墨汁等生硬而偏激的方式回奶，那样会颠覆宝宝对乳汁和乳头的认识，造成心理伤害。不过，这也是因人而异，有些宝宝"心大"，影响不大，但是我们不建议以这样的方式去试验自己的宝宝是敏感型宝宝还是"心大"的宝宝。

最后，断奶要果断。妈妈可以和家人充分沟通，协商好意见一致后，断奶就要一鼓作气，不要一而再，再而三，那样可能会造成妈妈发生乳汁淤积、乳腺炎，对宝宝来说，也是一会有、一会没有，是不良的情绪刺激。

79. 排残奶是交"智商税"吗

不需要排残奶！排残奶是近几年才有的概念，为了吸引顾客，往往广告词里会有"留着的残奶日久会导致乳腺癌"，甚至会列举出"活生生的例子"。

那么，这是真的吗？俨然不是！目前没有任何证据表明残奶会导致乳腺癌。另外，请妈妈想两个问题：如果残奶会导致乳腺癌，那么，为何没有任何学术性的研究或报道？排残奶的概念近几年才有，那么，20

年前乳腺癌的发病率比现在高吗？想明白这两个问题，残奶会导致乳腺癌的说法也就不攻自破。再结合临床看到的乳腺癌病例，目前为止，术中并没有看到过导管内类似乳房炎性疾病所表现出的症状，换句话说，并不认为乳腺癌是由乳汁残留所致。

残奶是什么呢？我们知道，泌乳是激素和神经反射共同作用的过程，停止哺乳后，神经反射告诉乳腺腺泡，不必再泌出乳汁，乳腺腺泡会减少直至停止泌乳，而乳房中残留的乳汁会被逐渐吸收，在被机体吸收的过程中，水分逐渐减少，脂肪含量上升，无机盐浓度升高，会出现黄色、膏状的物质，这就是残奶。

那么，残奶看上去那么脏，留着会不会引起乳腺炎等乳腺的其他疾病？残留在乳房中的乳汁，它的吸收过程需要几个月甚至几年，虽然不同个体有差异，但最终绝大部分的人都可以被完全吸收。在未被吸收之前，这些膏状的残奶若待在乳腺导管内，则会和乳房和平相处，相安无事；若是乳房遭受蛮力挤压（比如排残奶这一操作）、外力撞击等，使得乳腺导管破裂损伤才会引起炎症，临床并不少见。

再说，乳腺的结构，有那么多的分支导管，残奶可分布于星罗棋布、相互交叉的各级导管，靠手去排，其实是排不干净的，即便到了觉得排不出东西的状态，也不能判断已排干净。

总结而言，没有证据表明残奶会导致乳腺癌，排残奶这一操作却可能导致乳腺炎，而按照乳腺导管的结构，残奶是没法排尽的，那么又何必要去排？

80. 断奶后多久进行乳房检查

如果哺乳期曾发生乳腺炎等疾患，那么针对这个疾病，可能需要做随访检查；如果哺乳期双乳无不适，那么回乳后就是常规的乳房健康检查，主要包括自我检查和专科检查、辅助设备检查。

（1）自我检查

主要包括视查和触查2大方面，简而言之就是"看"和"摸"。

看：站在镜子前，用以下3种姿势看乳房：① 从左到右、正面对镜反复看，看双侧乳房是否对侧。一般来说，双侧乳房是可能大小不等的，但如果有一侧乳房突然性的增大还是需要引起重视；② 看乳房皮肤是否有皮疹、发红、脱屑、皮肤皱缩、酒窝征、橘皮样改变、皮肤脱屑等；③ 看双侧乳头是否有回缩、是否有溢液结痂等；④ 看双侧乳房有无明显的静脉曲张或静脉增多。如出现上述情况，建议进一步专科就诊。

摸：卧位或站立都可以，以指腹平触乳房，然后缓慢移动。注意触诊过程使用的是触觉敏感的指腹而非指尖，是平触而非抓捏，移动要缓慢以免遗漏。触诊过程中，需要体会指腹下有无肿块、结节，如有，需要体会肿块或结节的大小、质地、与周围组织有无粘连、是否有触痛等。还需要注意触诊乳头、乳晕后方有无肿块、结节，这个位置容易被遗漏。如果自己对触诊到的结节或肿块无甚把握，建议专科就诊。另外，还需要注意轻挤乳头，观察有无溢液，如有乳头溢液，专科就诊。

（2）专科检查

专科检查的方式，基本与自我检查的相同。但是专科医生可以对视、触诊所收集到的信息加以判别，并作出判断与处置，例如是否需要进一步行相关辅助检查，以及选择何种辅助检查。专科检查还需要检查乳房的区域淋巴结情况。

（3）辅助检查

目前常用的有乳腺超声（B超）、钼靶摄片、磁共振成像、乳管镜、计算机断层显像（CT）、空芯针穿刺活检等。每种检查都各有所长，往往需要多种检查配合使用，取长补短，以明确乳房病灶的诊断。对于体格检查无异常发现的女性，40岁以下的女性我们推荐行乳腺B超检查，40岁及以上的我们推荐行乳房B超+钼靶检查，此为"黄金搭档"。在常规筛查的基础上，如有需要，进一步行乳房核磁共振检查及空芯针穿刺活检。乳管镜不作为筛查使用的工具，如患者有乳头溢液，可用其作进一步检查。

81. 预防和应对哺乳后乳房下垂

经常有年轻女性询问，有什么办法能让乳房恢复至哺乳前状态呢？丰胸产品可以用吗？其实，孕期即要开始做功课以预防哺乳后乳房变形。

- 要选对合适的内衣，合适的内衣不仅孕期需要，产后同样需要。既要有一定的力量支撑，减轻乳房悬韧带的负担，又不能太紧，避免局部循环障碍而引起疼痛不适，甚至乳汁淤积、乳腺炎等。
- 适当的乳房按摩，可有效地改善轻微的乳房下垂。
- 哺乳期正确喂奶，避免宝宝吃偏奶，不要听任宝宝叼着乳头牵拉玩耍，这样会使一侧乳房腺体萎缩或松弛。
- 吃对食物，营养吸收与产后乳房变形也息息相关，尽量多吃富含蛋白的食物，如豆类、牛奶、精肉、虾仁等。产后不要急于节食减肥，长期处于饥饿状态时机体会动用储备的脂肪和蛋白质来应付，且营养不良会引起腺体组织萎缩，这样乳房体积成分会减少，但骨架成分（结缔组织）并没有减少，乳房自然会下垂。当然，可以通过适当的饮食控制和运动来循序渐进地恢复身材。
- 哺乳时间不可太长，一般建议哺乳1年（笔者观点，也有妈妈说哺乳2年完全没有变形的）。特别是孕前乳房较小，孕产期乳房增大明显者，悬韧带长期承受地心引力及宝宝或吸奶器的吸力，乳房会失去弹性而松弛。
- 适当的增强胸肌的运动。胸肌是乳房的支撑，胸肌的锻炼可增强对乳房的支撑作用，使得视觉上更为挺拔。具体的锻炼方式有如扩胸运动、伏地挺身、贴地飞翔、哑铃运动等，可以网上搜索动作视频，但要提醒的是要量力而行，循序渐进。
- 丰胸产品，虽然尚无证据反对一定有害，但仍不推荐。某些涂抹或吞服的药物能丰胸的话，或许会含有激素，谨慎为宜。

第 5 章

哺乳期，妈妈的各种纠结

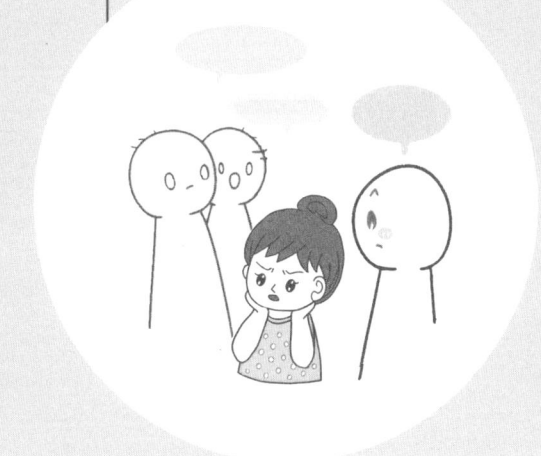

82. 母乳不足会遗传吗

一些妈妈常常会根据上一代人的哺乳情况来给自己做判断,"我母乳少,是因为当年我妈妈母乳也少",认为哺乳的成功率也会受到遗传的影响。真的是这样吗?其实影响妈妈泌乳能力的因素有很多。

发育良好的乳腺组织是先天条件,生活中也确实有妈妈因乳腺组织发育不良导致不能分泌足够乳汁,但是目前的科学研究并不能确定这种情况出现的原因到底是遗传影响,还是环境影响。

相对影响更大的是后天习得的哺乳技巧和方法,绝大部分母乳不足都与乳腺组织的发育无关,更大的可能是宝宝吸吮太少或者哺乳姿势错误等因素综合影响的结果。

83. 能喝茶、喝咖啡或者饮酒吗

哺乳期妈妈的饮食会被各种禁忌所限制,比如不能喝茶、不能喝咖啡,认为茶和咖啡的咖啡因会通过血乳屏障,到达乳汁,传递给宝宝,从而让宝宝喝上"奶茶""奶咖",宝宝摄入"奶茶""奶咖"里的咖啡因会兴奋,会不睡觉,会影响神经系统的发育。

说的没错!但是,我们不推荐哺乳期的妈妈饮食肆无忌惮,但是若偶尔喝喝茶或咖啡,且不是浓茶、浓咖,也不一定会影响宝宝。

84. 能吃辣吗

很多妈妈在哺乳期的饮食被调控的可谓是寡淡!少油少糖不一定做到,但是绝大多数都会被调控到少盐、少辣!

那么，哺乳期的饮食真的有必要那么寡淡吗？真的不能碰辣吗？实际上，胎宝宝在未出生前就已"品尝"百味。比如孕妈妈吃了辣椒，那么羊水可能有辣椒的味道；孕妈妈如果吃了咖喱，那么羊水可能有咖喱的味道。宝宝通过"品尝"羊水的味道而尝到百味，所以不要怕进食辣椒等食物后宝宝拒绝喝奶。

但是，若宝宝真的存有因妈妈进食辣椒等食物后出现大便秘结、湿疹等不良反应时，妈妈还是要适当注意饮食结构，避免进食会引起宝宝不适的食物。也就是说，哺乳期的妈妈不必在饮食上同别人一致化，主要还是看自己的喜好以及宝宝有无不适反应，同时兼顾健康饮食的原则，少油、少糖、少盐、少吃腌制食品、少吃生冷等，烟酒也还是要忌的。

85. 需要吃钙片吗

不少妈妈会在哺乳期补充钙片，一方面是怕乳汁中钙含量不够影响宝宝的钙摄入，另一方面怕自身因为产乳消耗而导致钙量不够，那么，到底是否需要呢？

目前国外大宗的流行病学研究调查发现，累计哺乳时间较长的女性较累计哺乳时间较短的女性在围绝经期后更易发生骨量减少、骨质疏松等，分析原因可能和哺乳消耗有关，也就是说哺乳期适当补钙是正确的。但是，也有研究分析了不同膳食状态下母乳妈妈产生的乳汁的成分，认为膳食状态对乳汁成分并没有明显的影响，所以补充钙片对母乳中钙含量影响不大，不能寄希望于母乳妈妈补充钙片来增加宝宝的钙摄入。

另外，临床中我们发现不少母乳妈妈在服用了钙片后，乳汁中会有颗粒样的东西，甚至形成乳头部白点，影响乳汁排出。所以，从妈妈自身保健角度来说，哺乳期可以适当补钙，但是需要观察补钙是否会对哺乳带来不良影响，如有影响，自己当权衡利弊加以选择。

86. 需要补充卵磷脂吗

卵磷脂被很多妈妈经验相传，说它是一种可以预防乳腺炎的保健品，所以很多哺乳妈妈在门诊时咨询是否可以服用、是否需要服用卵磷脂？

卵磷脂的主要成分是不饱和脂肪酸，是生命的基础物质，在哺乳期服用后有一部分会进入乳汁，但是对宝宝的生长发育没有不良影响，是哺乳期可以服用的一种保健品。但其是否可以预防乳腺炎，其机制并没有学术性研究报道，可能和其可软化血管的作用有关。从临床医生的角度，对于可正常饮食的妈妈，我们既不反对也不推荐，妈妈若要服用，建议选择质量可靠的品牌。

87. 可以染发、烫发吗

建议哺乳期妈妈不要染发、烫发。虽然现在染烫发所需要的试剂被不断改良，认为对人体无危害，但是不可否认的是染烫发还是会造成发质的损伤，很难说所需要的试剂不会进入乳汁或者黏附于头发上而接触宝宝并给宝宝带来损伤，所以建议哺乳期不要染发、烫发。

88. 可以涂指甲油吗

指甲油品种五花八门，甚至有专门为孕产妇而研发的所谓无毒无害的产品，所以我们也不能一概而论，认为哺乳期妈妈就一定不能涂指甲油。妈妈若想涂指甲油，首先要选择相对安全的产品，另外，除非自己不带宝宝，不然还是建议要勤剪指甲，避免过长的指甲划伤宝宝或者指甲缝里藏污纳垢。涂了指甲油的妈妈，不建议指甲接触热水，或宝宝的热食，避免脱落的指甲油被宝宝误食等。

89. 哺乳导致大小乳

部分妈妈在怀孕生产前就存在双侧乳房明显不完全对称，有大小乳的情况，并且排除了器质性病变，纯属发育问题，这样的妈妈如果双侧泌乳均通畅，那就继续维持原态吧，也可以尝试多哺喂较大侧乳房，说不定回奶后双侧乳房间的差距会有所缩小，但是这个只是尝试，没法精准控制。

还有一部分妈妈是因为习惯性哺喂某一侧、一侧乳腺炎后导致该侧哺乳不顺利、一侧有乳头凹陷宝宝不愿意吮吸、宝宝产伤导致其只愿意吸一侧等原因，造成一侧哺喂较多、刺激较多、产奶较多，从而视觉上这一侧乳房的体积也就越来越大，发生了大小乳。发生了大小乳后，妈妈自然会疑惑，回奶后，还能恢复正常吗？

是否能在回乳后恢复双侧乳房基本对称，主要看哺乳的时间、双侧乳房大小差异程度。一般来说，哺乳期乳房增大的越多，回乳后腺泡结构坍塌得越厉害，乳房"缩水"越明显，并且通过脂肪填充以恢复至哺乳前样子需要的时间也就越长。所以，哺乳时间越长、差异越明显的妈妈，产后所需要的恢复时间也就越长，有的甚至需要数年的时间，所以预防大小乳的发生较为关键。

预防大小乳的有效方法就是让双侧乳房的产奶量基本一致，也就是尽量要让双侧乳房吮吸或排奶刺激基本一致。如果大小乳产后短时间内不能恢复，会有什么危害吗？其实，我们绝大多数人的双侧乳房都不会完全一样大，只是不明显而已，大小乳对健康无明显影响。

90. 妈妈感冒、发热了，还能给宝宝喂奶吗

无论是流感还是普通感冒都是呼吸道的急性疾病，大部分由病毒感

染引起。等到妈妈开始出现发热、流鼻涕、腹泻、咳嗽或呕吐等症状时，病毒可能已经通过飞沫或接触等途径传染给宝宝了。此时若突然停止哺乳并不是正确的选择，因为妈妈的乳汁中可能已经产生抵抗此次病毒的抗体，能够对宝宝起到一定的保护作用。

发热并不是疾病，只是一个疾病表现出来的症状而已，是体内抵抗感染的机制之一，它甚至会缩短疾病时间，使感染不具备传染性等。发热不会导致乳汁成分的变质，因为人体是个不断循环代谢的复杂整体，处在乳腺中的乳汁不断经历分泌、排出、重吸收等过程。所以，即使人体体温升高也不会出现乳汁变质的现象。

91. 哺乳期，妈妈可以用化妆品吗

不建议哺乳期的妈妈天天"浓妆艳抹"，但是因工作需求等，有时化妆又是必须的。那么，到底是否可以化妆呢？建议如下：

- 若非必须，可以不化妆，特别是产假阶段，一般不需要应对工作上的事，趁此机会，减少化妆品对面部的刺激，让面部皮肤得以好好休养，何乐而不为呢？并且产假阶段往往是和宝宝捆绑在一起，难免面部会贴到宝宝肌肤，化妆品可能会接触到宝宝，所以这个阶段不建议使用。
- 出门化妆时，选择成分相对安全、气味较小的产品，避免使用含重金属等有害成分的产品。
- 出门化妆后回家接触宝宝前，要先卸妆，特别是较大的宝宝会粘在妈妈身上，甚至主动亲吻妈妈，卸妆可避免宝宝小手、嘴巴等接触化妆品。

92. 运动后能立刻哺乳吗

有观点认为，妈妈运动后血中乳酸水平升高，如果此时哺乳，乳酸

进入乳汁，即产生"酸奶"，宝宝往往会嫌弃这样的酸奶而拒绝，真相是这样吗？

乳酸是人体产能过程中的中间产物，在一般的新陈代谢和活动中都会产生，只不过含量很少，剧烈运动虽然会导致母乳中乳酸暂时性累积，但什么程度的运动叫剧烈运动呢？一般来说，当心率达到每分钟120次以上，并且出现呼吸困难，唾液黏稠时，就是剧烈运动的状态。对于妈妈来说，完全不必将运动强度调整到"剧烈"这样的程度，适当的有氧运动即可。而且，并不是所有的宝宝都"嫌弃"妈妈运动后母乳的味道，因此，妈妈若进行适当的有氧运动，无需担心乳汁"变酸"从而影响宝宝食欲。

93. 洗热水澡后能立即哺乳吗

不少妈妈说，家里老人说了，洗了热水澡后，乳汁也是热的，不能立即喂给宝宝吃，不然宝宝要拉肚子的，这是真的吗？

事实上，只有乳汁温度有感知上的明显变化，才会影响宝宝的胃肠健康。人是恒温动物，正常生理条件下人体内体液的温度不会因为外界环境变化而有很大变化（极端天气影响健康的除外），洗个热水澡乳汁温度几乎无变化。另外，哪怕宝宝吃的是认为调配的配方奶，我们也不能保证（也不需要）每一次的奶温是一模一样的。因此，洗热水澡后可以立即哺乳。

94. 可以注射人乳头瘤病毒（HPV）疫苗吗

目前仍缺乏哺乳期女性接种HPV疫苗的研究数据，美国妇产科医师学会2017年发布的相关指南认为哺乳期女性可以安全接种HPV疫苗，韩国妇科肿瘤学会也认为哺乳期女性可接种HPV疫苗。目前，中国专家组对于哺乳期女性接种HPV疫苗的推荐如下：虽然目前临床试验尚未观察到血清HPV抗体经母乳分泌，但鉴于多种药物可经母乳分泌，且缺乏哺乳期女性接种HPV疫苗的安全性研究数据，因此，慎重推荐哺乳期女性接种HPV疫苗。

95. 可以注射新冠疫苗吗

我国目前使用的是灭活疫苗，理论上来说安全可靠，但由于没有哺乳期女性注射后的安全性数据，所以建议哺乳期妈妈暂缓接种新冠疫苗。

但是国家卫生健康委员会疾病预防控制局发布的《新冠病毒疫苗接种技术指南（第一版）》关于哺乳期女性接种新冠疫苗的推荐如下：虽然目前尚无哺乳期女性接种新冠病毒疫苗对哺乳婴幼儿有影响的临床研究数据，但基于对疫苗安全性的理解，建议对新冠病毒感染高风险的哺乳期女性（如医务人员等）接种疫苗。考虑到母乳喂养对婴幼儿营养和健康的重要性，参考国际上通行做法，哺乳期女性接种新冠病毒疫苗后，建议继续母乳喂养。

96. 可以做B超、钼靶、磁共振成像、CT等影像学检查吗

乳房B超对于哺乳期女性是安全的，妈妈不要担心其"放射性"影响哺乳。注意检查后擦干净B超耦合剂，回家后喂奶之前清洗一下乳房即可。

钼靶检查虽然是乳房部最常见的检查方法之一，但是其检查的过程中需要挤压乳房，所以若为必要的检查，检查前当注意排空乳房，避免挤压、损伤充盈的乳房。至于其产生的辐射是否会影响乳汁的安全，目前认为其辐射剂量很低，且是短暂存在的，不会影响乳汁的

安全性。

磁共振检查包括平扫和增强两种。平扫因其无放射性、无须注射造影剂，对哺乳自然没有影响；增强磁共振检查所用的造影剂一般是钆剂，其大多数通过肾脏排泄，1%通过胃肠道吸收，0.04%通过乳汁排泄，被婴儿摄取的量大约为0.000 4%。在中国，因考虑有非常少的钆造影剂被婴儿摄取可能造成影响，安全起见，医生往往推荐注射造影剂后暂停哺乳24小时，但国外相关指南也明确指出，使用钆造影剂后可以正常进行哺乳。

CT检查，其本质仍然是通过X线照射后的密度对比来检查有无病灶，有辐射，也分平扫和增强两种。虽然CT平扫有辐射，但是射线是短暂存在的，不会在乳汁内停留，不影响乳汁的安全性；若行增强CT检查，一般需使用含碘的造影剂，传统观念认为，哺乳期女性接受经静脉碘造影剂检查后建议停止哺乳24小时。但是，碘造影剂为水溶性，乳汁中的分泌量少于1%，且婴儿通过胃肠道吸收的剂量也少于乳汁中的1%，因此，现在越来越多的观点认为使用碘造影剂后无须停止哺乳。

97. 哺乳期，妈妈可以过安检吗

可以！

坐高铁或者飞机的时候，接受安检是必经项目。首先是行李所过的安检门，这里确实有X线辐射，但我们人并不过此安检门，不会接受到辐射，有些人会担心万一这里的X线有泄露呢，有报道查阅某品牌X射线安检机的数据显示，其泄漏剂量≤0.05 μGy/h，是一个非常小的量级。假如一个工作人员一天工作8小时，一年365天上班，一年的吸收剂量为0.146 mSv，这仅相当于一次乘飞机从北京飞到伦敦途中所接受到的剂量而已，所以泄漏剂量是非常小的。

另外我们过的安检门，也称为金属安检门，严格来说，这个安检方式是带有电磁辐射的，但这种辐射和我们日常使用手机、电视等电子产品一样，对于绝大多数人来说，其对人体的危害是可以忽略的。坐飞机时，往往还要接受工作人员的手持安检仪检查，工作人员一般会拿着手持安检仪在乘客的全身"扫描"，碰到金属会发出响声，这个手持安检仪也是金属探测仪，其原理和人体所过的安检门差不多，都是利用电磁感应原理来探测金属的。所以，同样的，该项安检对身体也可以说是没有伤害的。

综上所述，哺乳期可以放心过安检。

98. 哺乳期来月经了，乳汁就没有营养了吗

产后恢复月经的时间因人而异，有些妈妈2～3个月就会恢复月经，而似乎一直都有"月经来了母乳就没有营养了"的说法，这靠谱吗？

当然是不靠谱的，没有任何科学根据。即便来了月经，母乳的成分也几乎无变化。倒是来月经的那几天，确实会有短暂的母乳量的降低，这与月经期前后，体内激素水平变化从而影响了乳汁的分泌有关，不要紧张，也不必追奶，大多过了月经期后可自行恢复。

99. 哺乳期可以吃避孕药吗

含雌激素的口服避孕药虽然便捷，但并不建议哺乳期妈妈使用该方法避孕。摄入雌激素可引起胃肠道反应，影响食欲，导致妈妈乳汁中蛋白质、脂肪和微量元素含量下降，时间长的话可能影响宝宝生长发育。另外，含有雌激素的乳汁被宝宝摄入，可能会导致男婴乳房发育，女婴阴道上皮增生、阴唇肥厚等副性征的异常。此外，哺乳期妈妈如果服用3～6周的含雌激素避孕药，其乳量可能会减少一半，不利于母乳喂养。

100. 意外怀孕了，还能继续哺乳吗

有一些妈妈在哺乳期内再次怀孕，那么还能继续哺乳吗？这个时候是否继续哺乳是有争议的。一些观点认为，宝宝的吮吸可增加流产或早产的风险；但也有研究表明，怀孕期哺乳不会增加自然流产或早产的风险，因为哺乳时释放的催产素的量较少，不足以诱发子宫收缩打开子宫颈，如果妈妈身体健康，正常怀孕，怀孕期间哺乳是安全的。

但是，我们的观点是建议断奶。因为妊娠期女性乳头往往比较敏感，婴儿吮吸时可能出现疼痛，或引发孕吐也较为常见，且孕期激素水平的变化会导致乳量下降，孕后期产生初乳后母乳的味道也会发生变化，宝宝吃了可能会有不适反应。还有，妈妈哺乳往往较辛苦，若加上怀孕，辛苦加倍，可能会有烦躁等情绪改变。

附 录

附录表 1 哺乳期解热镇痛药物比较

药品	推介使用		尽量不用		避免使用
	布洛芬	对乙酰氨基酚	双氯芬酸钠	萘普生	阿司匹林
半衰期（小时）	1～2	2	1.1	12～15	3～10
相对婴儿剂量	0.1%～0.7%	8.8%～24.2%	/	3.3%	2.5%～10.8%
血浆蛋白结合率	>99%	10%～25%	99.7%	99.7%	88%～93%
口服生物利用度	80%	>85%	完全	74%～99%	50%～85%
注意点：不选择复方制剂；在有选择的情况下，尽量不选择缓释制剂	布洛芬缓释胶囊：缓释制剂半衰期12小时	对乙酰氨基酚缓释片：缓释制剂半衰期对乙酰氨基酚6小时；复方制剂含其他成分基酚片：复方制剂含其他成分	双氯酚酸钠缓释片：缓释制剂半衰期约3小时	萘普生缓释片：缓释制剂半衰期增加	阿司匹林肠溶缓释片：缓释制剂半衰期增加

注：半衰期：药物进入人体内后会被逐渐代谢掉。药物的半衰期就是指血药水平被代谢减少一半时所需要的时间。半衰期短的药物，在血液中的药物浓度会很快下降。半衰期长的药物血药水平较稳定，每天服药次数就可以少些。

相对婴儿剂量：是指婴儿从乳汁中摄入的药物剂量占母亲药物摄入量的比例。

血浆蛋白结合率：药物在吸收入血后以游离态和结合态两种形式存在，其中血浆蛋白结合率表示与血浆蛋白结合形成结合态药物的比例。

口服生物利用度：服用药物后，吸收进入全身血液循环的相对剂量，是评价药物吸收程度和有效性的一项重要指标。

附录表2 哺乳期常用药物分级清单

	药 品 名	药物危险分级	半衰期（小时）
青霉素类	青霉素	L1	1.5
	阿莫西林	L1	1.7
	阿莫西林克拉维酸	L1	1.0
	苯唑西林	L2	0.4～0.7
	阿洛西林	/	1.0
	哌拉西林钠他唑巴坦	L2	0.7～1.2
第一代头孢菌素类	头孢拉定	L1	0.7～2.0
	头孢羟氨苄	L1	1.5
	头孢唑林	L1	1.0～2.0
第二代头孢菌素类	头孢克洛	L1	0.5～1.0
	头孢呋辛	L2	1.1～1.5
第三代头孢菌素类	头孢他啶	L1	1.5～2.0
	头孢曲松	L2	6.0～9.0
	头孢哌酮/舒巴坦	/	1.7/1
其他头孢菌素类	头孢西丁	L1	0.3～0.5
β-内酰胺类	亚胺培南-西司他丁	L3	1.0
	氨曲南	L2	1.7
	美罗培南	L3	1.0
四环素类	多西环素	L3	18～22
大环内酯类	红霉素	L3	1.5～2.5
	克拉霉素	L1	3.0～7.0
	阿奇霉素	L2	48～68
其他抗生素	磷霉素	L3	4.0～6.0
	克林霉素	L2	2.4
喹诺酮	左氧氟沙星	L3	6.0～8.0
硝基咪唑类	替硝唑	L3	12.0～14.0
	奥硝唑	/	
	甲硝唑	L2	8.5

续 表

	药 品 名	药物危险分级	半衰期（小时）
抗结核药	利福平	L2	2.0～5.0
	异烟肼	L3	1.0～4.0
	乙胺丁醇	L3	3.0
	吡嗪酰胺	L3	10.0
抗病毒药	阿昔洛韦	L2	2.0～3.0
	利巴韦林	L4	298.0
	更昔洛韦	L3	静脉给药：2.5～4.5 口服：4～5.7
	阿德福韦酯	L4	7.0～11
	恩替卡韦	L4	128～149
	拉米夫定	L5	7.0
解热镇痛、抗风湿药	布洛芬	L1	2.0～3.0
	对乙酰氨基酚	L1	1.0～3.0
	双氯芬酸钠	L2	1.0～2.0
	阿司匹林肠溶片	L3	7.0
	吲哚美辛	L3	4.5
	来氟米特	L5	360.0
	安乃近	L4	2.6～3.5
镇静、催眠药	艾司唑仑	L3	24.0
	阿普唑仑	L3	12.0～15.0
	地西泮	L3	24～48
	氯硝西泮	L3	20～50
	苯巴比妥	L3	96（50～120）
	佐匹克隆	L2	5.0
抗高血压药	螺内酯	L2	10～35
	呋塞米	L3	1.5
	缬沙坦	L3	6.0
	卡托普利	L2	2.2
	拉贝洛尔	L2	6.0～8.0

续 表

	药 品 名	药物危险分级	半衰期（小时）
消化系统药物	雷尼替丁	L2	2.0～3.0
	西咪替丁	L1	2.0
	兰索拉唑	L2	1.5
	奥美拉唑	L2	1.0
	甲氧氯普胺	L2	5.0～6.0
降血糖药物	胰岛素	L1	4.0～6.0分钟
	二甲双胍	L1	6.2
	瑞格列奈	L4	1.0
维生素类药物	维生素A	L3	/
	维生素B_1	L1	/
	维生素B_{12}	L1	/
	维生素B_2	L1	/
	维生素B_6	L2	/
	维生素C	L1	/
	维生素D	L1	/
	维生素E	L2	/
抗过敏药物	苯海拉明	L2	4.3
	氯苯那敏	L3	12～43
	异丙嗪	L3	9～16
	氯雷他定	L1	8.4
外用药物	莫匹罗星软膏	L1	17～36分钟
	曲安奈德益康唑乳膏	L3	/
	双氯芬酸乳膏	L2	1.1
	吲哚美辛栓	L3	4.5
妇科外用药	硝酸咪康唑阴道软胶囊	L2	/
	甲硝唑栓	L2	8.5
	硝呋太尔制霉素阴道软胶囊	/	/
	重组人干扰素2a栓	L3	/
	重组人干扰素a-2b凝胶	L3	/

注：L1级最安全；L2级较安全；L3级中等安全；L4级为可能危险；L5级为禁忌。